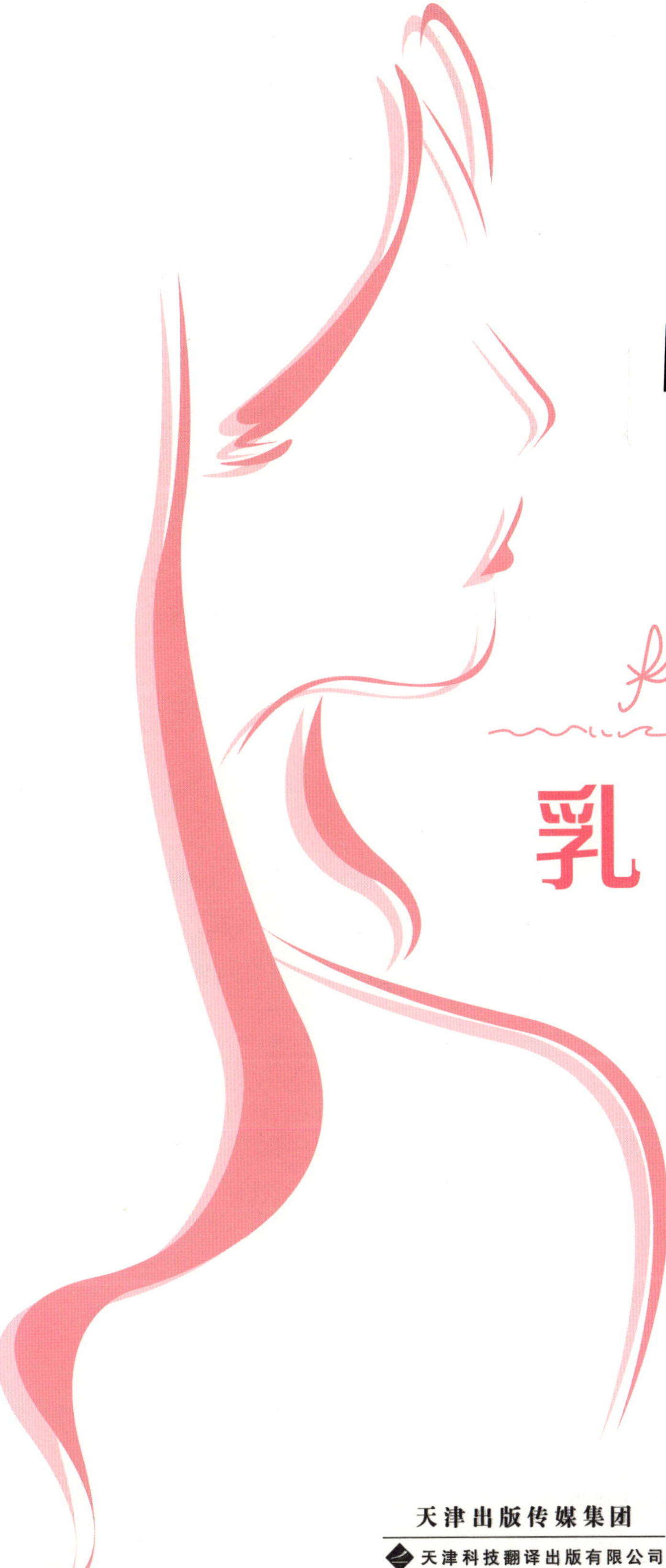

枕边必备

乳房健康手册

主 编 齐立强

天津出版传媒集团

天津科技翻译出版有限公司

图书在版编目(CIP)数据

枕边必备乳房健康手册 / 齐立强主编. -- 天津 : 天津科技翻译出版有限公司, 2024. 10.(2025.3重印)
-- ISBN 978-7-5433-4496-9

Ⅰ. R655.8-62

中国国家版本馆CIP数据核字第20248TM659号

枕边必备乳房健康手册
ZHENBIAN BIBEI RUFANG JIANKANG SHOUCE

出　　版: 天津科技翻译出版有限公司
出 版 人: 方　艳
地　　址: 天津市和平区西康路35号
邮政编码: 300051
电　　话: (022)87894896
传　　真: (022)87893237
网　　址: www.tsttpc.com
印　　刷: 天津海顺印业包装有限公司
发　　行: 全国新华书店
版本记录: 710mm×1000mm　16开本　17.25印张　257千字
2024年10月第1版　2025年3月第2次印刷
定价:49.80元

编者名单

主　审　王　靖

主　编　齐立强

副主编　李　俏　韩国晖　王　鑫　郭晓静

秘　书　王　菁

编　者　（按姓氏汉语拼音排序）

陈　波　杜　宁　樊海波　范佳林

郭　晓　郭晓静　哈　英　韩国晖

黄　莉　景　娜　李　俏　齐立强

王　博　王　菁　王　鑫　王利维

杨壹玲　叶霈智　翟耀君　张文成

赵建海

序　一

2022年中国乳腺癌新发病例数为35.72万例，在女性癌症中仅次于肺癌的40.19万例，排名第2，且乳腺癌的发病率呈持续上升的趋势，严重危害我国女性的身心健康，因此被称作“红颜杀手”。中共中央、国务院发布的《“健康中国2030”规划纲要》特别强调，要加强健康教育，提高全民健康素养。如何让广大女性朋友科学认知乳腺疾病，养成乳腺癌筛查的良好习惯，践行健康生活方式，呵护乳腺健康，是我们乳腺健康工作者在临床工作之外需要努力解决的问题。

《枕边必备乳房健康手册》的主编齐立强是我熟悉的乳腺外科青年医生，他长期致力于乳腺疾病的科普工作，努力践行“肿瘤防治、科普先行”，孜孜不倦，不遗余力。在本书中齐立强集合了热衷乳腺癌防治科普的各领域专家，以通俗易懂、生动活泼的文字，深入浅出地阐述乳腺的基本知识，如常见良性乳腺疾病，哺乳期如何呵护乳腺，乳腺癌的高危因素，如何勇敢直面乳腺癌，乳腺癌的主要治疗手段、目前最新诊疗进展，日常乳腺保健等。本书凝结了编者们丰富的临床经验，体现了医者们浓浓的人文关怀。

希望这本充满爱心的科普佳作能成为女性朋友的健康之友，作为呵护女性健康的常备床头读物，助力女性乳腺健康，也希望每一位女性朋友都拥有健康的乳腺，享受健康、幸福的生活。

中国工程院院士
中国医学科学院学部委员
北京协和医学院长聘教授
北京乳腺病防治学会理事长
中国抗癌协会乳腺癌专业委员会名誉主任委员
2024年夏

序　二

乳腺，是成年女性主要的性征器官，用任何优美的词汇赞誉都不为过。但乳腺疾病却时刻困扰着广大女性同胞，其中乳腺癌已成为全球女性常见的恶性肿瘤，也是所有女性的噩梦。我本人早年从事过乳腺外科临床和研究工作，深知乳腺癌患者及其家庭所经历的痛苦和折磨，那种绝望现在回想起来依旧感同身受。

值得庆幸的是，随着医学的进步和人们健康意识的提高，乳腺癌的早期诊断和治疗已经取得了巨大进展，广大人民群众对乳腺疾病相关科普知识的渴望越来越强烈！正是对这一疾病的深入了解和科学认识，才将我们从恐惧和无助中解救出来，这也是作者编写本书的初衷。

我与立强教授相识已久，立强教授不仅是我国乳腺癌领域优秀的青年外科专家，更是从事医学科普工作的先行者。在本书中，他和编写团队将多年的临床经验、最新的科学研究成果和自己的从医感悟结合起来，用通俗的语言为我们揭开乳腺健康的面纱。

读罢本书，心中满是宽慰和温情。书中的内容科学、严谨、有趣。从了解乳腺的构造和功能到认识乳腺的小病小痛，从熟悉乳腺癌的基本特点到学会如何面对和治疗乳腺癌，从乳腺日常保健到乳腺癌的预防，每一个章节都深入浅出，娓娓道来。然而，作者并未止步于医学知识的传播，而是以对患者的人文关怀和尊重为出发点，引导我们审视自己的身体、关爱自己的健康。书中每一句话都透露出作者对读者的深情关怀，读者可以深刻感受到作者倾注其中的心意和情感。

正如作者所强调的，乳腺健康知识的科普是至关重要的，它不仅是对患者及其家人的关爱和呵护，更是对整个社会健康意识的提升。只有通过科普，我们才能更好地了解疾病，减少误解和恐惧，促进早期预防和诊断。

我对这本书充满了期待。我常说，写好字、说好话就是最好的科普生产力。我相信，本书将成为一本不可或缺的乳腺健康指南，为广大读者带来健康、快乐与希望！

是为序。

田艳涛

中国医学科学院肿瘤医院胰胃外科病区主任

中国医师协会医学科学普及分会会长

中国抗癌协会肿瘤防治科普专业委员会主任委员

前　言

首先，我要感谢大家选择并拿起这本《枕边必备乳房健康手册》。值此甲辰龙年紫禁城春暖花开之际，也是第30届全国肿瘤防治宣传周，积极响应健康中国2030宏伟规划蓝图，肿瘤防治、科普先行，这本书是我们对女性健康，尤其是乳腺健康的一份献礼。

作为本书的作者，我深感荣幸能够与您分享乳腺健康的知识和见解。乳腺健康是关系每一位女性朋友乃至整个家庭幸福的重要议题，它不仅涉及生理健康，更关联着心理、情感及社会生活的方方面面。

在编写本书的过程中，我们始终坚持科学性与实用性相结合的原则。尝试以通俗易懂的语言，将乳腺健康的科学知识、预防措施、日常护理、常见误区等内容，进行了系统的梳理和阐述，针对乳腺癌的早期发现、诊断、治疗及康复过程提供了详尽的指导。更为重要的是，我们结合现代女性的生活习惯，提出了一系列实用的日常保健建议，强调了定期检查的重要性，旨在帮助每一位女性朋友建立正确的乳腺健康观念，学会自我检查和评估，以及在必要时寻求专业的医疗帮助。

本书内容涵盖最新的医学研究进展，同时注重可操作性，确保阅读者能够从中获得实际的帮助。无论是正在面对乳腺健康问题的人士，还是希望了解更多相关知识的健康女性，本书都将是您的良师益友。

乳腺健康并非单一的医学问题，它涉及生活方式的选择、饮食习惯的调整、情绪管理的技巧等多个层面。因此，在编写本书时，我们不仅注重内容的科学性和权威性，还力求涵盖日常生活中的实用信息，使得每一位读者都能从中找到适合自己的乳房保健方法。

我想强调的是，乳腺健康并不是女性的专利，男性同样需要关注。虽然男性乳腺癌的发病率相对较低，但一旦发生，其危害不容忽视。因此，本书也特别为男性读者提供了相关的知识和建议。

在这里，我要特别感谢参与本书编写的每一位专家和学者，他们不仅提供了宝贵的专业知识，还对内容的准确性和实用性进行了严格的把关。同时，我也要感谢出版社的编辑团队，他们的辛勤工作使得这本书得以顺利出版。

我希望，《枕边必备乳房健康手册》不仅仅是一本书，更是一个传递爱与关怀的使者，让每一位女性朋友都能拥抱健康、享受生活。愿您在阅读本书的同时，不仅收获知识，更收获一份关爱自己和家人健康的信心和力量，为自身及家人的乳腺健康保驾护航。

最后，感谢您选择并信任本书，我们期待它能成为您生活中不可或缺的一部分。衷心祝愿读者朋友们阅读愉快，健康常伴！

齐立强
2024年4月于北京

目　录

第一章 乳腺知识知多少

1. 带你认识你的“好闺蜜”——乳房

你有站在镜子前认真观察自己乳房的经历吗？无论是挺拔还是下坠，无论是饱满还是干瘪，你的心中是否真的认可其是自己身体的一部分？乳房有健康预警的作用，除此之外还有哪些功能？哺乳、区分人的正反面，还是重要的性器官！

乳房是个娇美而又神秘的器官，你不但要了解它，更要懂得如何呵护它。

❖ 乳房的结构

乳房由腺叶导管系统、脂肪组织、纤维组织、血管、淋巴管及神经构成。每侧乳腺由15～20个腺叶导管组成，它们以乳头为中心呈放射状排列，每个腺叶分成许多腺小叶，腺小叶由若干个小乳管和相应腺泡组成。

❖ 乳房疾病的种类

乳房疾病的种类

乳房疾病的种类	具体疾病
乳腺肥大与类肿瘤疾病	包括乳腺肥大症（男、女均可能患此病）、乳腺导管扩张症、乳房脂肪坏死、乳房结核病、皮脂腺囊肿等

（续表）

乳房疾病的种类	具体疾病
乳腺增生性改变及癌前病变	乳腺增生性改变包括乳腺纤维囊性增生病、小叶增生、乳腺腺病等；重度导管上皮不典型增生、重度乳头状瘤病、小叶不典型增生被认为是癌前病变
乳腺良性肿瘤	包括乳腺纤维腺瘤、乳腺导管内乳头状瘤、乳腺腺病瘤、乳腺错构瘤、乳腺脂肪瘤、乳腺平滑肌瘤、乳腺血管瘤、乳腺神经纤维瘤等
乳腺恶性肿瘤	包括乳腺癌、恶性及交界性叶状肿瘤、乳腺癌肉瘤、乳腺纤维肉瘤、乳腺脂肪肉瘤、乳腺血管肉瘤、乳腺恶性淋巴瘤等。其中乳腺癌最常见，约占乳腺恶性肿瘤的98%
感染性疾病	如哺乳期急性乳腺炎、慢性非特异性炎症等
先天性疾病	如多乳头、副乳
其他	如积乳囊肿、乳房湿疹、肉芽肿性乳腺炎、乳腺异物性肉芽肿等

根据病理组织学进行分型，乳腺癌分为导管内癌、小叶原位癌、乳头乳晕佩吉特病、导管癌早期浸润、小叶癌早期浸润、乳头状癌、髓样癌伴大量淋巴细胞浸润、腺样囊性癌、黏液腺癌、鳞状细胞癌，以及浸润性小叶癌、浸润性导管癌、硬癌、髓样癌、单纯癌、腺癌、大汗腺样癌等。

❖ 乳腺癌“预警”征象

- 乳房某一区域有肥厚或无痛性肿块。
- 乳房形状改变，两侧不对称。
- 乳房皮肤有肿胀、刺激感及凹陷。

- 乳头有异常分泌物，尤其是血性溢液。
- 乳头回缩、脱鳞屑状、乳晕周围湿疹样改变迁延不愈。
- 随经期而出现的乳房不适或触痛超时。

❖ 乳腺癌的危险因素

乳腺癌是一种激素（雌激素）依赖性肿瘤，它的发生可能与性别、年龄、月经情况、婚姻生育情况、家族史（特别是BRCA1、BRCA2阳性者）、机体抗癌免疫功能低下等因素有关，如月经初潮年龄小（<12岁）、绝经年龄大（>52岁）、经期时间长、独身、晚婚、初产年龄大（>35岁）、良性乳腺疾病（特别是伴有导管或小叶上皮中重度不典型增生）、口服避孕药、放射线暴露、脂肪摄入过多等。

❖ 乳腺癌的预防

- 了解乳腺癌的多种危险因素，进行防癌筛查、乳房自查，注意乳头溢液情况。关注腋下和锁骨区淋巴结是否肿大。
- 最好亲自哺乳。
- 注意饮食及生活习惯：适当节食，避免摄入过多脂肪，多食含维生素C丰富的食物；不吸烟、不嗜酒；乳腺癌术后患者尚处于生育期的，应注意术后治疗期间3～5年内避孕。
- 积极治疗乳房疾患，如乳房良性肿瘤、乳腺纤维囊性增生病、慢性乳腺炎等。
- 乳腺癌高危人群应特别注意乳腺癌的预警信号及早期症状，做好自查和定期筛查工作。
- 怀疑患病者请咨询乳腺专科医生，必要时辅以钼钯软片及乳腺超声、乳腺磁共振成像等协助诊断。高度怀疑恶性者要进行超声或钼靶引导下乳腺穿刺活检或切除活检病理检查，争取做到早发现、早治疗。

2. 生活方式藏着乳腺健康密码

近年来,乳腺癌发病率在世界范围内有上升趋势,在我国同样如此,并且我国的乳腺癌发病年龄更为年轻化,严重威胁着女性的健康。

女性乳房是育儿的天然粮仓,是女性重要的第二性征。然而,随着生活节奏的加快,各种不期而遇的乳腺增生、乳腺炎、乳腺癌困扰着广大女性的健康和生活,尤其是近年来,乳腺增生、乳腺癌的发病率越来越高。有关资料显示,乳腺类疾病的女性患者患癌的可能性比正常人高3~20倍。乳腺增生常在30岁左右发病,40岁左右有瘤变现象,50岁左右极易癌变。

减少乳腺疾病的发生、提高治愈率是健康工作者的重要使命,也是广大女性应该关注的。

那么怎样才能通过健康的生活方式,取得更好的预防效果呢?下面我们就一起来破译这个健康密码。

❖ 保持健康体重

定期评估体重,判断体重范围是正常、过轻、超重或肥胖。确定体重是否健康的最佳方法是计算体重指数(BMI)。体重指数(BMI)=体重(kg)÷身高^2(m^2)。即使BMI也不是完美的衡量标准,但它比单独的体重要好,因为BMI考虑了身高。

对于已经超重或肥胖的人来说,建议降低膳食能量的摄入,并接受个性化的运动减重指导。绝经后超重或肥胖的女性患乳腺癌的风险比消瘦女性高30%~60%。肥胖会升高患多种癌症的风险,包括乳腺癌、结肠癌、子宫内膜癌、食管癌、胰腺癌和肾癌;超重也会升高癌症复发的风险。

小贴士

建议成年人每周进行150～300分钟的中等强度或75～150分钟的高强度活动(可以分3～5次),锻炼时可以以10分钟为一组,最好保证每天都进行锻炼。

❖ 坚持体育锻炼

体育锻炼有助于促进和维持个人的身心健康,经常锻炼可以将患乳腺癌的风险降低10%～20%。

体育锻炼如何及在多大程度上降低了患乳腺癌的风险,其机制尚不清楚。但越来越多的证据表明,运动确实可以降低患乳腺癌的风险,即使只是一点点运动也比不运动好。

❖ 戒烟限酒

烟草是导致肿瘤的最主要病因,烟草中含有超过60种的致癌物质,应避免吸烟、吸二手烟。研究人员做了一系列不同的研究,发现每天每喝一种酒类饮料,患乳腺癌的相对风险会升高约7%。适量饮酒可能没问题,但请尽量限制每日饮酒量。饮酒量建议:女性≤15g,男性≤25g。

❖ 生育

未孕女性或在30岁以后生育第一个孩子的女性患乳腺癌的风险约是30岁以前生育第一个孩子女性的2倍。多次怀孕及较年轻时怀孕可以降低乳腺癌患病风险,每生一个孩子会降低7%女性患乳腺癌的风险。

❖ 母乳喂养

女性选择母乳喂养可降低患乳腺癌的风险,每12个月的哺乳会降低4.3%女性患乳腺癌的风险。

❖ 科学选择避孕方式

口服避孕药:与从未用过口服避孕药者相比,口服避孕药的女性患乳腺癌的风险会有轻微升高。

避孕植入物、宫内节育器、皮肤贴片、阴道环:这些形式的避孕措施均应用了激素,可能会升高患乳腺癌的风险。

❖ 减少环境因素的接触

接触某些化学物质可能会升高患乳腺癌的风险。

❖ 健康饮食

健康饮食是均衡饮食,食物要多样,每天的食物应包括2~4种水果、3~5种蔬菜、2~4种含蛋白质的食物及2~3种全谷物。新鲜水果、坚果和种子类食物是非常好的零食。

3. 你是完美胸型吗?

女性的美,多彩多姿。在内心美和外表美融为一体的女性曲线美中,最富有生理魅力的要算乳房了。理想的乳房是什么样子呢?有不少女性希望自己的乳房变得大一些。但女性的胸部可不光有尺寸之分,也有形状之分。那么,什么样的乳房才是比较理想的状态呢?从医学美学的角度是这样总结的:

- 最完美的乳房外形当属如“米洛斯的维纳斯”一样的半球形水滴状。
- 乳房微微向上挺,体积约为320mL、厚8~10cm,乳轴与胸壁几乎成90°角。
- 乳头直径为0.8~1.2cm、高为1.5~1.6cm。
- 乳晕呈圆形或椭圆形,大小不超过1元硬币,颜色红润粉嫩,与乳房皮肤有明显分界,婚后色素沉着呈褐色。
- 中国女性完美胸围大小与身高的关系为:胸围大小=身高(cm)×0.53。

测量一下吧,看看你的胸部属于哪种。

小贴士

胸围÷身高(cm)≤0.49,表示胸围较小;

0.5≤胸围÷身高(cm)≤0.53,表示标准;

0.53≤胸围÷身高(cm)≤0.6,表示美观;

胸围÷身高(cm)>0.6,表示胸围过大。

❖ 饮食营养

在众多影响乳房健美的因素中，饮食营养至关重要，有选择地进食益于乳房健美的食物，对于乳房美观有重要作用。正处于青春发育期的少女，要想拥有一对高耸坚挺的乳房，可进食一些促使或参与雌激素分泌的食物，如维生素E就是调节雌激素分泌的重要物质。富含维生素E的食物有香蕉、牡蛎、蜂蜜、牛奶、莴苍、鲜橘、胡萝卜、鸡蛋、花生、麦芽、肝脏、猪肉、牛肉、羊肉等。而蛋白质、亚麻酸、B族维生素是身体合成雌激素不可缺少的成分，蛋白质含量丰富的食品有牛奶及乳制品、蛋类、瘦肉、豆制品等；含亚麻酸的食品有肉类、麦类、牛奶、花生、鸡蛋、核桃等。可根据自己的饮食偏好选择。青年女性如果乳房发育不够理想，可多吃些热量高的食物，如肉类、蛋类、花生、核桃、豆类及富含植物油的食物，通过脂肪的积蓄，消瘦的身体便可丰满起来，乳房也会变得挺耸而富有弹性。

小贴士

对于成年女性来说，乳房形态、大小已发育成熟，乳房的形态、大小与个人营养状况、遗传、不同生理时期等有关。在妊娠期和哺乳期因为受到体内各种激素调控，乳房会相应增大，停止哺乳后会回到孕前状态，并有部分女性乳房会有干瘪、下垂等形态改变，这是伟大母爱留下的身体符号。

❖ 体育锻炼

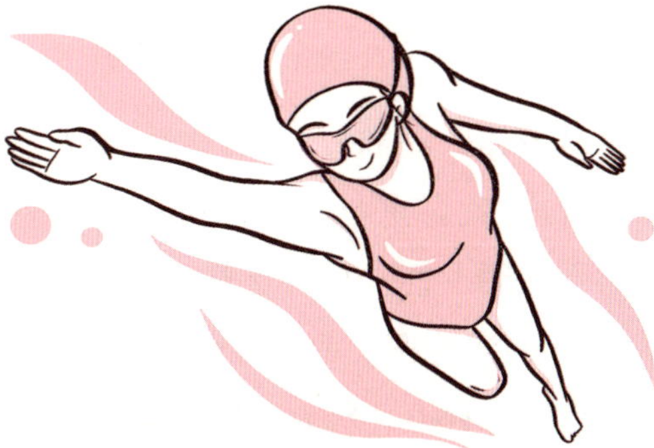

健美的乳房要有健美的胸肌作基础，而胸肌健美的标准就是发达、结实、柔软且富有弹性。要使胸肌健美只有一个办法，那就是在摄取足量优质蛋白等营养成分的同时积极参加体育锻炼。运动医学专家推荐俯卧撑、引体向上，以及各种球类运动，如乒乓球、羽毛球、网球、篮球等。也可坚持早晚进行深呼吸，以增加肺活量，让胸廓得以充分发育。实践证明，游泳和扩胸操是最好的乳房健美运动。游泳除了对肺部和保持健美身材有益外，对乳房的健美也特别有帮助，尤其是蝶泳和自由泳，这两种泳姿最易使胸部肌肉强韧，并使乳房丰满。经常做扩胸操更有利于胸肌发达，从而使乳房更坚挺。

4. A罩杯还能发育成C罩杯吗?

乳房是身体的一部分,从协调性来说,如果一个特别瘦小的人有一个非常大的乳房,就会使人觉得很不协调,而身体的协调才是最美的。

有的女性朋友说:"凭什么胸大才能叫身材好? 胸小要叫飞机场? 身材好不好,几两肉就那么重要吗?""我胸小我骄傲,我为国家省布料。"

其实小乳房有小乳房的好处,也不用自卑,不用过度追求太大的乳房。有两类女性人群各有不同的需求:一类女性乳房小,想要做丰胸手术,如通过硅胶假体或者脂肪注射,把胸做得丰满一些;另有一类女性先天大乳房,比如E罩杯、F罩杯,想做缩乳术,因为觉得特别不方便,尤其到夏天,如果乳房下垂得厉害,会长湿疹、痱子等,其实也挺苦恼。

就我的观点来说,适合的就是最美的。当然可能有一些整形外科专家不同意我的观点。你有合适的身材,合适的体重,有合适的、漂亮的、傲人的乳房也很好,不要过度追求大的乳房。

小贴士

木瓜丰胸靠谱吗?当然不靠谱!胸部的大小与遗传、营养状态、喂养习惯有关。很多人认为木瓜长得丰满,吃木瓜肯定能让胸变得丰满。这种"以形补形"的思维根本不靠谱,按照这个思路,西瓜可比木瓜"丰满"。

虽说胸大胸小听天由命，但好在还有一些方法可以弥补。一是丰胸手术，主要包括损伤相对较小的局部脂肪填充术和相对损伤偏大的假体植入术。当然，手术是一种有创的治疗方式，也会有相应的手术风险和并发症产生。二是还没过青春期的女性，要注意营养，好好吃饭。此外，也可以加强有效锻炼以改变胸部形态，比如平时可以进行自我胸部按摩。美胸的最佳时期：月经后的第11、12、23天为最佳美胸、丰胸时期。次佳时期：月经后的第18～24天，影响胸部丰满的卵巢激素在这7天中是24小时等量分泌的，这是激发乳房囤积增厚的最佳时间。

在医学科学发达的当代，从A罩杯到C罩杯不是梦！

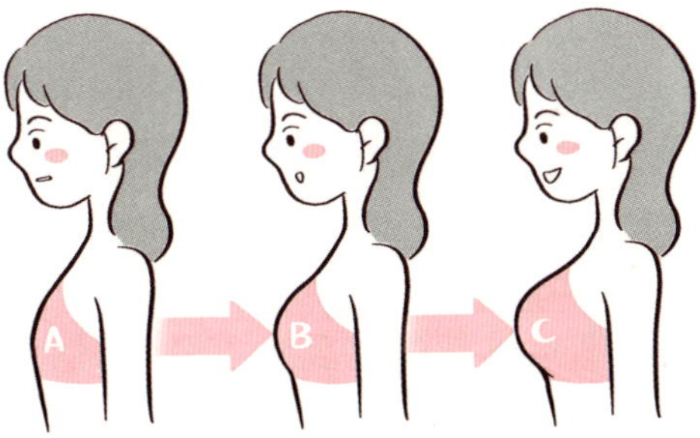

5. 莫生气，不要给“魔鬼”留余地

许多女性朋友都会发现，生气的时候常常会出现乳房胀痛的情况。乳房是情绪的“靶器官”，坏情绪会直接导致体内激素的变化，从而危害乳房健康。

在临床上有这样一个现象：绝大多数乳腺疾病患者尤其是乳腺癌患者，都会有一定的情绪因素，如长期郁闷、生气、悲伤、焦虑等。

随着社会的发展，当今女性承受着更大的来自工作和家庭的压力，要“上得了厅堂，下得了厨房，挣得了钱，管得了家”，迫使女性一直处于紧张、忙碌、劳累的状态，极容易出现长期情绪不好、心情不佳的情况，而这些都是乳腺癌的诱发因素。

❖ 负性情绪与乳腺癌

多项研究发现，长期负性情绪是乳腺癌发病的危险因素，也会导致乳腺癌的恶化、复发或转移。负性情绪的作用如下：

- 负性情绪可能作用于大脑边缘系统，使体内神经系统、免疫系统及内分泌系统紊乱，孕激素水平下降，雌激素水平上升，促进乳腺癌的发生或发展。
- 负性情绪会抑制卵巢的排卵功能，使孕激素相对减少，雌激素相对增多，从而导致或加重乳腺癌。
- 人的心情不好时，糖皮质激素水平会升高，可损害人体免疫功能，导致机体免疫力下降，进而容易发生或加重乳腺癌。
- 负性情绪会导致儿茶酚胺水平上升，可导致乳腺癌的血管生成，使乳腺癌的血管密度增加3倍。

❖ 情绪管理

适当回避

本着“惹不起，躲得起”的原则，当你觉得即将出现不愉快的场面时，不妨换个话题或换个环境。知道自己容易对什么生气，就要回避，尤其是乳腺癌患者。

深呼吸

缓慢、深沉的呼吸可刺激副交感神经而提升其活跃度，使大脑释放内啡肽这种“解压物质”，从而有利于身心放松，令人平静下来。吸气时尽可能多地吸入空气，暂停2秒再缓缓地吐气，尽可能排出更多的空气，暂停几秒钟再重复以上动作5～7次。深呼吸时尽可能使身体保持正直的姿势。

转移注意力

有负性情绪时，不要沉浸其中，可以试着做些别的事，如听音乐、运动、看书、看电影、养花鸟、练习书法、画画或参加公益活动，从中获取快乐和成就感。

适当哭泣

大哭一场也是可以的，大家不要排斥哭泣。有些时候流泪并不是懦弱的表现。哭泣作为情绪的一种表达方式，通过自我宣泄、自我释放可达到自我疗伤的效果，将心中的不良情绪通过眼泪排出体外。大哭一场之后人会觉得心情平复许多，感到无比畅快。

运动

适当的运动能刺激中枢神经系统释放内啡肽，促进情绪平和。情绪不佳时，可以通过练瑜伽、跑步、打球等自己喜欢的运动方式来发泄情绪。

推拿

按揉膻中穴：膻中穴位于两乳头连线的中点，可以用大拇指稍微用力地边揉边按，每天按揉5分钟，能起到疏肝、利胆、解郁的作用。

推侧腹：伸出双手手掌，大拇指朝前放在身侧，从腋下推到髋骨，每天推20～30次，能起到疏肝、利胆、调节情绪的作用。

倾诉

当你觉得郁闷、难过的时候，一定要及时表达出来，不要压抑自己。可以向亲友倾诉，一吐为快，把心中的苦闷全盘倒给知心人，听听对方的想法和建议；可以用书写的方式梳理心情，如看书、写微博、写日记、发朋友圈等；也可以尝试和宠物或花草树木“聊聊天”。

加入病友圈

可以通过咨询医护人员或其他患者，加入乳腺癌病友圈，与病友交流治疗经历、抗癌心得，互相激励，抱团取暖，这样能够帮自己赶跑坏情绪，保持积极愉悦的心情，提高对治疗和康复的信心。

此外，还可以通过降低声音、放慢语速和挺直胸部让自己心平气和。

坏情绪就像一把无形的匕首，感受不到疼痛，却把乳腺刺得伤痕累累。不仅乳腺癌患者要卸掉坏情绪这个包袱，健康女性也要学会调节情绪，赶走坏心情。

6. 8岁孩子胸部开始变大是好事吗?

孩子长得快、长得高,常常会得到周围人的夸赞,但有些时候孩子长得太快并不是好事。

7岁的小宝从小跟着奶奶长大,一直保持“肉嘟嘟”的可爱状态,周末妈妈送小宝游泳,换衣服时发现女儿竟然来月经了。

8岁的琪琪一直是别人妈妈羡慕的“天使宝宝”,吃饭好、睡觉好、长得还高,琪琪一直比同龄人要高出多半头,妈妈很是自豪。但近期妈妈却发现琪琪的胸部开始出现肉结节,而且孩子总挠乳头部位。妈妈带着去看医生,提出自己的怀疑:是不是长东西了?结果医生说琪琪的乳房已经开始发育了。

小宝和琪琪只是众多小女孩中的代表,很多时候家长面对孩子的提早发育都处于“迷糊”的状态,别说孩子自己了。下面我们就来聊聊女孩成长中遇到的问题。

❖ 误区一:孩子胖点儿只是“婴儿肥”

婴幼儿时期孩子胖乎乎的确实可爱,但并不是说一直这么“胖下去”就好,当孩子出现超出正常年龄的肥胖时一定要引起重视。肥胖会使人体内的脂肪细胞增多,脂肪细胞可促进雌激素分泌,而小孩子在大量的雌激素环境下容易性早熟。通常家长不会觉得孩子胖是病,一般像上文中提到的琪琪那样,发现孩子胸部开始发育,家长才开始担心是否正常。

如果发现孩子体重增加明显,建议家长要注意孩子是否性早熟,并及早干预。

❖ 误区二:长得快又“听话”就是好孩子

几乎所有家长都希望自己的孩子既乖巧又爱学习,但其实孩子的情绪闷在了心里。

纪录片《little big girls》中的一个女孩，在青春期时异常安静，虽然看上去正常上下学，没有什么异常，但其实她正遭受着校园歧视。因为她发育过早，被同学孤立，她从开朗活泼的性格变成了安静孤僻。而家长却觉得孩子变得听话了、乖巧了，其实孩子正在经历内心的煎熬，恐惧上学、恐惧交流。所以我们一旦发现孩子突然变得性格安静，喜欢宅在家里，不想上学、不想出门等反常情况，一定要及时找出原因，并进行解决。

❖ 误区三：胸部发育早将来就是“大胸”

现在很多“80后”“90后”家长思想都比较开明，觉得孩子长得高不高、身材长得好不好不是什么大事，殊不知如果孩子发育过于“超前”则很有可能带来不良的后果。

15岁的初中生小雨一直很让家人放心，但在初中毕业体检时却发现身体异常，原来小雨不仅胸部傲人，而且身高远远高于其他同学。小雨妈妈还很开心地说“基因突变了，家里没有高的，难得我们小雨长得这么高。真好！”但体检时医生却告知妈妈，小雨骨龄已超前1年，预计身高也就现在这样了，不会再长了。医生感叹要是早点儿来看就好了！

小贴士

现实生活中有很多这样的早发育的案例，家长们一定要警惕这几个现象，如体重超标、乳房出现肉结节、身高明显超前、月经提早出现等，这些虽然短期看不会有太大问题，但研究表明，发育较早的人群相对正常发育的人群，更易出现乳腺疾病、卵巢功能早衰、不孕症等疾病。因此，早发现、早干预，对孩子的未来会更好。

7. 选文胸和戴文胸是门技术活儿

对女性来说，内衣是最熟悉、最亲密的“伙伴”，虽然“熟悉”和“亲密”，对它真正地了解似乎并不多。实际上，是否选择了合适的内衣会直接影响乳房健康。你真的了解你的这位“伙伴”吗？今天，让我们来聊聊内衣与乳房健康之间的关系。

内衣不合适有可能间接导致乳腺癌，但其概率是比较低的。

随着网络的迅速发展，人们的购物习惯从线下门店逐渐转变为线上购物。打开购物网站，女性内衣琳琅满目，从生长发育期的“小背心”、伴随女性人生最久的“文胸”、哺乳期的“特殊功能型内衣”，到老年时期的“保护性内衣”，还有运动内衣、睡眠内衣等，好像人生的每个阶段、每个场景都有专属的内衣类型，只要按照发育阶段和想要的功能选择即可。

“贴身”其实才是内衣最明确的定义，也是其直接影响乳房健康的主要原因。下面让我们分别从内衣的款式、尺寸、材质等方面，一起了解怎样选择更有利于健康的内衣。

❖ 款式

女性一般在8～12周岁时胸部开始发育。在刚刚开始发育的年纪，妈妈会给其购买带有棉垫的背心式内衣。有些女孩子这种背心式内衣一穿就是好几年。每个女孩子在生长发育时期的加速发育节奏不同，有些女孩子从12周岁即开始加速发育，而有些女孩子则可能到18岁才开始加速发育。用软尺测量从乳房的上底部经过乳头到乳房的下底部，上下距离大于16cm时，就应该将内衣更换为有固定和托起作用的文胸。

然而，有些女孩子可能会觉得穿着文胸十分“别扭”，抑或觉得文胸勒得自己很不习惯，于是迟迟不更换内衣，哪怕已经买了文胸，也依旧选择继续穿背心式内衣，殊不知这样其实不利于乳房的正常发育。反之，如果过早更换内衣，也会对乳房的发育产生不利影响。

乳房健康需要特殊保护，及时穿戴合适款式的内衣是最简便和理想的方法。在合适的时间更换合适的内衣能够最大限度地保护、支持和托起乳房，有固定和减震的作用，使乳房血液循环通畅，有助于其发育。并且选择合适的款式也能促进乳房内脂肪“有框限制”地积聚，部分款式的内衣没有侧收功能，虽然美观，却会导致腋下本身就有赘肉的女孩更容易出现“副乳”。因此，在内衣款式的选择上，根据自身实际情况挑选并穿戴适合自己的内衣才是最重要的。

❖ 尺寸

许多女性会觉得，内衣尺码大些或是小些没关系，于是一件内衣穿很久，哪怕自己的体形有了很大改变也并不及时更换适合自己尺寸的内衣。实际上，内衣过小会对乳房和乳头造成压迫，也会挤压乳房脂肪，造成胸部脂肪向两边排挤，特别是原本乳房就偏软或者有胸外扩情况的女性，更容易出现“副乳”问题。同时，长期穿戴尺寸过小的内衣，会抑制血液循环，导致胸闷、喘不过气，这会增加乳房患病的可能，而部分乳腺疾病是罹患乳腺癌的高危因素。而内衣过大，一方面达不到应有的支托、固定和保护乳房的作用；另一方面，日常活动时内衣与乳头会更容易产生摩擦，造成乳头损伤。因此，女性应定期观察并测量自己的乳房尺寸变化，根据测量结果更换相应尺寸的内衣。建议每3个月左右更换一次内衣。

小贴士

内衣不合适属于一种不良的生活方式，是乳腺疾病的一个诱导因素，存在间接导致乳腺癌的可能。穿戴不合适的内衣可能会压迫乳房组织，影响乳腺组织血液循环和淋巴系统循环，造成供血不足，从而导致人体的气血不足。血液循环不畅会使血液堆积在血管内，刺激乳腺诱发乳腺增生，乳腺增生继发乳腺结节或是乳腺纤维瘤，进而可能发展为乳腺癌，当然这种概率很低。

❖ 材质

内衣的材质有许多种，如棉质、真丝、蕾丝、尼龙等。许多女性为了美观，觉得蕾丝、尼龙等材质的内衣更好看。然而，穿戴一阵子后会发现乳房出现发红、肿胀，甚至疼痛、硬化的现象，这是因为内衣的透气性对乳房健康十分重要。

蕾丝、尼龙一类材质的内衣，长时间接触皮肤容易造成皮肤敏感，其与乳头之间的长时间摩擦可能引发泌乳障碍或乳腺炎。为了乳房健康着想，应以柔软、透气好、吸湿性强的棉质内衣为首选材质。

除此之外，虽然内衣对乳房有保护作用，但如果一天24小时都穿内衣，也会影响乳房的血液循环，对乳房健康产生影响。一般建议女性穿戴内衣的时间不少于8小时、不超过12小时。

虽然医学界尚无明确依据能够表明乳腺癌与穿着不当的内衣有显著关联，乳腺癌多与年龄、月经初潮和绝经年龄、遗传因素、生育后是否母乳喂养、激素、不良生活方式等关联更为密切，但是否穿戴合适的内衣着实影响着乳腺健康，可能会诱发多种乳腺疾病。

乳腺健康无小事，内衣选择勿轻视。选择合适、正确的内衣能够最大限度地减少乳腺疾病的罹患概率。

让我们从最贴近身体的小事做起，让内衣这位“伙伴”在保护乳房，起到减震和固定作用的同时，也为我们的乳腺健康保驾护航。

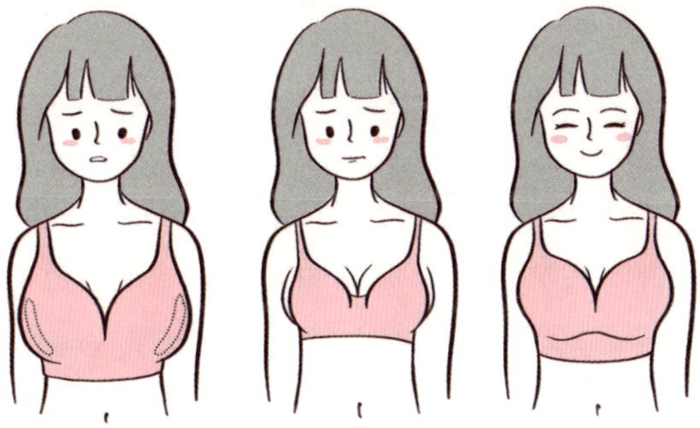

内衣过大　　内衣过小　　内衣合适

8. 洗澡时多摸摸乳房，有异常要及时就医

众所周知，“粉红杀手”乳腺癌乃女性发病率最高的恶性肿瘤。据统计，2022年我国乳腺癌新发病例为35.72万，且呈逐年攀升和年轻化趋势，严重威胁着我国女性的身心健康。门诊上，经常会遇到一些患者，检查结果虽然没什么大问题，但总是担心会发展成乳腺癌。那么，如何才能及早发现乳腺癌呢？这就需要乳房自检和乳房定期筛查“两大利器”相结合，以便使乳腺癌在早期被发现。

❖ 洗澡时进行乳房自检

看一看

对着镜子站好，完全暴露双侧乳房，双手叉腰或上举双上肢，观察双侧乳房是否对称，以及每侧乳房的乳头、乳晕和皮肤是否有异常，如乳头是否出现扁平、内陷，乳房皮肤是否出现“酒窝征”“橘皮样改变”、红肿、发热、皮疹、瘙痒、糜烂、渗出、脱屑等异常。

摸一摸

用左手触摸右乳，用右手触摸左乳。以乳头为中心，由内向外按顺时针方向做地毯式触摸，看看是否有乳房肿块及腺体不对称增厚，最后再摸摸腋窝有无淋巴结肿大。

挤一挤

轻轻挤压乳头，看看有无液体溢出。乳头溢液是乳腺癌的早期症状之一，它可能发生在未形成明显肿块之前，为单根乳管溢出的淡黄色、咖啡色或血色（鲜红或暗红）液体。如果发现双侧乳房不对称、乳房有肿物、乳头有明显溢液等异常情况，最好尽快到医院进一步诊治。

乳房自检的最佳时间是在月经来潮后7～10天进行，这时乳腺松软、无胀痛，最容易发现异常，每月进行一次即可。

对于月经初潮前和绝经后女性，可选择容易记起的1天，如每月第1

天，每月固定在这天进行乳房自检。学会并坚持做乳房自检，既可提高大家的防癌意识，还可在自检时及早发现问题，从而及早诊治。

❖ 乳腺癌定期筛查

乳房自检不能代替乳腺癌定期筛查，就算自检没发现什么异常，也得定期去医院做乳腺癌筛查。对于一般人群，建议40岁开始筛查，每年进行一次乳腺钼靶联合超声检查；对于乳腺癌高危人群，推荐20岁开始筛查，每年做一次乳腺钼靶检查，每6个月做一次乳腺体检和乳腺超声检查，必要时每年做一次乳腺磁共振(MRI)检查。如果乳腺癌定期筛查发现了异常情况，那么就要尽早到医院进行正规诊治，尤其是乳腺癌高危人群。

参考文献

[1] 中国抗癌协会乳腺癌专业委员会. 中国抗癌协会乳腺癌诊治指南与规范(2021年版)[J]. 中国癌症杂志，2021，31(10):954-1040.

[2] 李华，白霞. 乳腺癌的临床表现及术后护理[J]. 世界最新医学信息文摘，2015，15(38):248.

[3] 袁芳，李汻珊，黄雪. 乳腺钼靶与超声联合检查在早期乳腺癌筛查中的应用[J]. 中国当代医药，2020，27(36):132-134.

[4] 石佳，罗倩，梁玉凤，等. 女大学生乳房自检现状及行为影响因素[J]. 中国生育健康杂志，2018，29(5):498-500.

[5] 预防乳腺癌从乳房自检和乳腺癌筛查开始[J]. 健康管理，2015(9):34-35.

[6] 谢霞. 乳腺癌的临床表现及早期筛查方法[J]. 临床医药文献电子杂志，2015，2(21):4347-4348.

[7] Keiko，孙晓进. 破译美胸密码，重获完美胸型[J]. 医学美学美容(Me)，2015(5):44-47.

[8] 兰政文. 女子求健美 重在练三肌[J]. 服务科技，2001(2):52-53.

[9] 陈雪寒. 乳房健美三大良方 饮食 运动 按摩[J]. 食品与健康，2001(5):26.

第二章 认识乳房的小病小痛

1. 谈“瘤”色变？乳腺纤维腺瘤没那么可怕

近年来，乳腺健康已成为困扰当代女性的健康问题之首。乳腺癌作为女性恶性肿瘤之首，严重影响了女性健康及生活质量，使得人人闻“癌”色变。但在乳房肿物中，除了乳腺癌，还有一些“狐假虎威”的良性肿物，让人徒增担心。其中，最常见的便是名字里带着“瘤”的良性肿物——乳腺纤维腺瘤。下面就让我们来揭开这个“虚势王”的真面目吧！

❖ 纤维腺瘤是瘤不是癌！

纤维腺瘤是边界清楚的上皮和间质组织良性肿瘤。乳腺纤维腺瘤最常见于20多岁的年轻女性，但可发生于任何年龄段。主要与患者体内性激素水平失衡有关，常由卵巢功能旺盛、雌激素水平过高等引起。纤维腺瘤通常是自己或别人无意中摸到的或是体检时发现的。14%～25%的纤维腺瘤为多发或双侧的，其特点是边界清楚、形态规则、可以活动。

纤维腺瘤之所以被人误解，主要因其名字中的“瘤”字。如果正确了解了肿瘤的命名方式，便会轻松识别它的真实身份。

肿瘤=良性肿瘤+恶性肿瘤

恶性肿瘤=癌+肉瘤

❖ 纤维腺瘤会不会发展成癌？

很多人在了解纤维腺瘤之后，都会附加一个问题：它会发展成癌吗？答案是纤维腺瘤并不会增加个体患乳腺癌的机会。《中国乳腺纤维腺瘤诊治专家共识》告诉我们，乳腺纤维腺瘤的癌变率为0.12%～0.30%。这一结论是经过科学的循证医学证据验证的。

❖ 怎么治疗纤维腺瘤？

在谈论该如何治疗纤维腺瘤之前，应首先明确是否需要治疗。事实上，绝大多数诊断明确的纤维腺瘤可以定期观察随访，无须治疗。年轻女性每年定期体检，如做乳腺超声；年长女性从绝经期开始，每年在超声的基础上加做钼靶进行常规筛查。

小贴士

对于备孕患者，因为乳腺纤维腺瘤可能受激素的刺激增大，怀孕时女性体内雌激素、孕激素和泌乳素都比平时要明显升高，纤维腺瘤完全有可能再次受到刺激而迅速增大，极端情况下会导致恶变。因此，如果在备孕期发现单发较大的纤维腺瘤，可考虑手术切除，无须担心手术后影响哺乳。

一旦确诊为纤维腺瘤，药物治疗是不能让肿瘤消失的，手术是唯一的解决办法。某些医美机构宣传的乳房按摩等不仅无效，甚至可能加重局部症状，对于恶性肿瘤可能加速转移。此外，即使做了手术也不等于一劳永逸，纤维腺瘤有一定的复发率。关于手术方式的选择，肿瘤直径不超过3cm的乳腺纤维腺瘤或乳腺结节，可以微创切除，伤口仅为2～3mm大小，安全美观。术后正常饮食、正常生活，务必定期复查。

2. 乳腺增生可以预防吗?

乳腺增生好发于20~50岁的女性,其发病率占乳房疾病的75%,是临床上最常见的乳房疾病,且发病呈逐年上升和越来越年轻化的趋势。据统计,约有80%的女性有不同程度的乳腺增生。

乳腺增生如此高发,如何才能有效预防呢?以下10条建议可以有效预防乳腺增生,条条都很有用。

❖ 建议一:调节压力

很多女性出现乳腺增生是由于其生活压力较大,长时间处于紧张、焦虑的情绪状态所致。因此,在日常生活中,广大女性朋友一定要做好压力的调节,避免长时间紧张工作,避免体内激素不正常波动而诱发乳腺增生。

❖ 建议二:合理饮食

高脂肪、高蛋白质、高热量的饮食会加速体内雌激素的生成,造成雌、孕激素比例失调,进而升高乳腺增生发病的风险,所以要注意避免高脂肪、高蛋白质、高热量的饮食。此外,还要忌生冷、辛辣、刺激性食物,停止腌制品、熏制食物的摄入,适度控制红茶、巧克力、咖啡等食物和饮料的摄入量,适当增加新鲜果蔬、粗粮和豆类的摄入量,通过充分补充维生素和矿物质,提升自身免疫力,增强体质。

❖ 建议三:戒烟限酒

与无被动吸烟的女性相比,被动吸烟的女性乳腺癌患病风险升高2倍以上。每日饮酒次数不低于3次的女性乳腺癌发病风险升高50%以上。

为预防乳腺增生,女性朋友不可吸烟,家属也要戒烟,同时女性不可过量饮酒。

❖ 建议四：良好睡眠

要注意尽量避免熬夜，保证充足的睡眠时间，这样既能给机体充分的休息时间，又能在一定程度上提升自身免疫力。

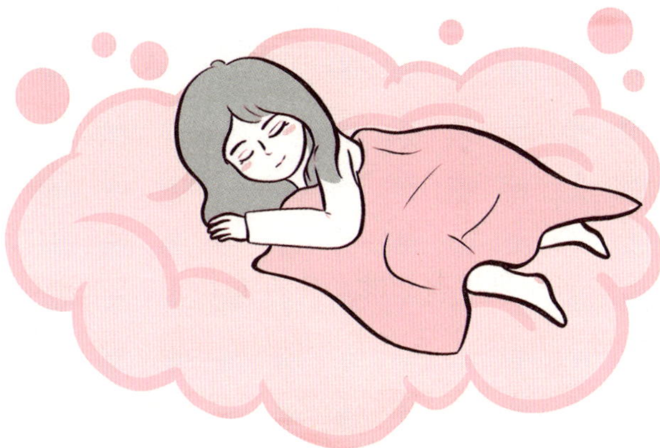

❖ 建议五：规律运动

应养成规律运动的习惯，适当进行跑步、扩胸等可以增强胸部健美的运动，特别是肥胖的女性。

小贴士

肥胖可能与乳腺增生有关，尤其是绝经后肥胖。肥胖者要适当节制饮食，以保持正常的体重。

❖ 建议六：避免使用含激素的东西

在无医生指导的情况下，不可随便吃含激素的食品、药品或保健品。另外，有些女性朋友为了美容，会长期使用一些含雌激素的面霜等，久而久之也有可能诱发乳腺增生。因此，在日常生活中应避免使用含雌激素的美容产品、食品、药品或保健品。

❖ 建议七：穿戴舒适内衣

胸罩穿戴不科学容易导致乳腺增生，这个因素往往容易被广大女性忽视。长期穿戴有钢圈且过度紧绷的胸罩会直接导致乳房血液循环不畅，进而增加乳腺增生的发病率。所以应选择柔软适中且大小合适的胸罩，并且穿戴时不可过紧，不可选择过硬或过小的胸罩，晚上还应取下，以免阻碍乳腺的血液循环。

❖ 建议八：保持稳定情绪

情绪不稳定会对卵巢排卵功能产生抑制作用，进而降低孕酮含量，导致雌激素水平相对上升，升高乳腺增生的发病风险。所以女性朋友应学会正确看待身边的事物，遇事要冷静，不焦虑、不急躁、不紧张、不多愁善感，保持良好的心情和稳定的情绪，处理好家庭、工作、学习之间的关系，以积极乐观的态度面对生活。

❖ 建议九：适时婚育、哺乳，避免流产

妊娠、哺乳能使孕激素分泌充足，有效保护、修复乳腺，使其不易出现增生。哺乳能促进乳腺组织的发育完善，因此应适时婚育、哺乳。

小贴士

流产容易造成机体内分泌失调，为预防乳腺增生的发生，育龄女性特别是年轻女性应尽量避免计划外怀孕，务必做好避孕措施，减少流产次数。

❖ 建议十：积极治疗妇科疾病

妇科疾病患者更容易发生乳腺增生，如月经周期紊乱、附件炎、子宫肌瘤等。因此，积极防治妇科疾病也是降低乳腺增生发病风险的一个重要环节。

希望以上10条预防乳腺增生的建议可以帮你远离乳腺增生！

3. 孕期为什么会出现“第三个乳房”？

女性在怀孕期间会出现乳房明显增大的情况，并伴有乳房肿胀或疼痛，大多数是正常的生理情况。但有少部分女性在孕期会出现“3个乳头”，这到底是怎么回事呢？

其实，这“第三个乳头”是副乳。

❖ 副乳形成的原因

基本病因

形成副乳的基本病因是先天性发育异常。在胚胎时期，自腋窝至腹股沟每个婴儿都有6～8对乳腺始基，到出生之前，只有胸前的一对会发育成乳房，其他乳腺始基会退化。如果退化不完全就会形成副乳，所以从腋窝至腹股沟都有可能出现副乳，发生在腋下或腋前的比例较高。

副乳的诱发因素

女性在哺乳期、妊娠期等特殊时期，体内性激素出现改变，会导致副乳腺体增生，有的也可能出现副乳头，甚至在哺乳期发生泌乳，出现副乳体积增大、疼痛等症状。

副乳症状

副乳一般发生在腋前区或腋下，可单侧或双侧发生，同正常乳腺一样受内分泌的影响。根据表现形式分为完全副乳和不完全副乳两类。

完全副乳

完全副乳既有乳腺组织又有乳头，在肿胀隆起的皮肤表面可以看到类似于乳头样的隆起，米粒大小，颜色比正常乳头浅，按压肿胀的皮肤可摸到较韧的肿块，此时为完全副乳。完全副乳一般不出现不适症状，但由于副乳结构发育完整,所以更易出现泌乳、胀痛等症状。

孕期出现“3个乳头”的现象是因为孕期副乳内腺体会发育,使副乳增大,如果有乳头又有腺体发育较好的乳腺,在哺乳期乳头可有乳汁溢出,甚至腋窝皮肤因乳汁的浸渍可引起局部皮肤感染或副乳腺炎。一般停止哺乳后,副乳会随之缩小,乳汁分泌和胀痛也会消失。

不完全副乳

不完全副乳表现为有乳腺组织但无乳头、无乳腺组织但有乳头两种。

有乳腺组织但无乳头的副乳只表现为皮肤肿胀、隆起,按压时可以摸到较韧的肿块,不会出现乳汁分泌。无乳腺组织但有乳头的副乳表现为皮肤表面出现米粒大小的棕色乳头样隆起,一般不出现胀痛,也不会增大。

❖ 乳房日常保健

副乳通常需要手术治疗,可选择微创整形手术,创伤小、恢复快,能达到治疗和外形兼顾的目的。对于非手术方式,如运动健身、中医治疗等,在一定程度上可以塑形或能减轻副乳肿胀及疼痛的程度,但无法从根本上解决问题。在乳房的日常保健上,还应该注意选择合适的内衣,对于肥胖导致的腋窝下赘肉(又称假性副乳),应选择符合自己的尺寸和型号的内衣,以两侧边加高、加宽且完整包覆乳房为原则,或穿戴具有矫正效果的调整型内衣。

❖ 乳腺自我检查

对只有乳头、乳晕而无腺体的副乳不必担心;对伴随月经来潮,有腺体胀满变化的副乳,应当同乳腺一样给予重视,经常进行必要的检查。当乳腺出现局部红、肿、热、痛或无痛性肿块时要及时就诊。

另外,还要避免揉搓、挤压副乳;注意保持局部皮肤的清洁卫生;日常保持心情愉悦,避免焦虑。当副乳较大,出现肿块、疼痛、泌乳等症状时,应及时就诊。

4. 糟糕，这个“头”陷进去了怎么办？

我在门诊经常遇到很多女孩羞羞地问：医生，乳头内陷该怎么办？会是乳腺癌吗？会影响哺乳吗？需要矫正吗？

其实，有很多女生都存在先天性乳头内陷的问题。

正常情况下，乳头会像一颗小粒花生米一样乖乖地立在乳房上。可有些乳头就是不听话，喜欢捉迷藏，偏要缩在乳房下面。为什么一个听话，一个不听话呢？有数据显示，在乳房健康、没有乳晕手术史或妊娠史的19～26岁女性中，大约有3%会出现先天性乳头内陷。这可以说是一种先天发育不良，但不能片面理解成一种必须“治”的疾病。

❖ 乳头、乳晕解剖结构

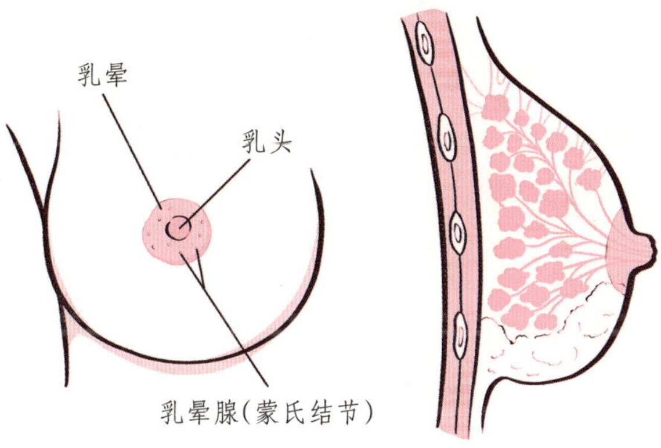

乳头和乳晕：乳头隆起于乳房表面的中央，其周围皮肤有明显的色素沉着，色泽较深的部分为乳晕，乳头是乳汁排乳的唯一通道。正常人的乳头直径为0.8～1.5cm，高度平均为1.0cm，哺乳期适度增大。乳头、乳晕部含有较多的平滑肌纤维，收缩时可使乳头勃起、变小、变硬，并在哺乳时可挤压导管排出内容物。乳晕区的皮肤含有丰富的皮脂腺，又称乳晕腺(蒙氏结节)，较大而表浅，呈结节状隆起于皮肤表面，妊娠及哺乳期尤为明显，其具有保护皮肤、润滑乳头及婴儿口唇的作用。

❖ 乳头内陷的原因

先天发育不良

先天发育不良导致的乳头内陷一般在出生的时候就有了，乳腺导管、部分组织纤维发育不良而短缩，牵拉着乳头而使其凹了进去。

后天导致

后天因素如内衣紧、乳头长期被压、外伤、乳腺炎症、乳腺癌手术等。

❖ 乳头内陷程度分级

正常情况下，乳头比乳房平面高1.0～1.5cm，呈圆柱状。若乳头没有高出乳房皮肤，即使牵拉也不能高出平面，这被称为乳头内陷。

乳头内陷程度分级

乳头内陷程度分级	表现
一度	部分乳头内陷，乳头颈部存在，能轻易被挤出，挤出后乳头大小与常人相似
二度	乳头完全凹陷于乳晕之中，但可用手挤出乳头，乳头较正常人小，多半无乳头颈部
三度	乳头完全埋在乳晕下方，无法使内陷乳头挤出

❖ 乳头内陷会影响哺乳吗？

有些女性担心乳头内陷会影响哺乳，其实乳头内陷并不是母乳喂养的禁忌证，很多假性乳头内陷在怀孕期间乳头会自动挺拔起来，完全不用担心哺乳问题。即使没有改善的乳头内陷也不用着急，有各种方式和工具可以帮助实现母乳喂养。所以千万不要凭自己想象的后果而轻易放弃了妈妈和宝宝最直接、最亲密的接触方式。

❖ 乳头内陷会得乳腺癌吗？

估计有人听过“乳头内陷是乳腺癌的一种表现”。让人害怕的是，乳腺癌实在是太狡猾了，早期往往没有明显症状，不痛不痒，也没有任何外观上的改变，常常要用超声、钼靶等才能检查出来。

如果出生后乳头一直都是陷进去的，不用担心，这跟乳腺癌没关系。而且乳腺癌也不一定都会出现乳头内陷，只有肿块长在乳头、乳晕区域才会影响乳头。当乳腺癌累及乳头时，可能会出现乳头内陷和固定。乳腺癌所引起的乳头内陷，通常是原本没有但后来短期内出现的。换句话说，如果原本是正常的，在某天发现一直凸出的乳头陷进去了，而且还挤不出来，有可能被乳腺癌“盯”上了。所以乳头内陷是乳腺癌的非充分也非必要条件。

❖ 乳头内陷怎么办？

在对付乳头内陷的过程中，你可能会经历这些“羞羞的小操作”，比如用手挤出。如果乳头天生有一点内陷，用手去拉、挤就会出来，这是正常的轻度内陷，可以不管。

如果乳头很难拉出来或者拉出来马上又会陷进去，这样的内陷不仅不好看，还有可能藏污纳垢，引起局部感染，重则导致乳房脓肿，甚至可能影响哺乳。情况不是很严重时建议用吸奶器、持续吸引器等把乳头拉出来，让它逐渐向外凸起。如果情况比较严重，建议去医院进行矫正治疗。

5. 男性乳房也会生病

大多数哺乳动物都是有乳头和乳腺的，而乳头是乳房的附属器官。从组织胚胎学上来说，原始胚胎是无形的，在胎儿6周左右开始产生乳头结构，之后性别基因才开始启动，胚胎才开始根据染色体发展出性别。男性和女性在生理结构上是“平等的”，女性的第二性征器官是乳房，我告诉你，这世上最贵的“房子”不仅女同志有，男同志也有，而且它不仅仅是个摆设，只是结构不同而已，男性乳头、乳晕后方只有导管结构，没有乳腺小叶。

女性的乳房有“产乳”的功能，那么男性呢？其实男性也是可以利用某些技术产乳的。要知道男性体内也存在催乳素，只不过正常情况下，可以通过肝脏代谢使其失去活性。但若男性处于饥饿、营养不良、肝功能受损的情况，或是在药物刺激下，不能及时分解性激素，那么多余的性激素就会累积起来，从而导致乳腺异常发育，并分泌乳汁，这种情况也是有的。

小贴士

很多人以为乳腺疾病是女性的专属，但其实只要有乳腺存在，男性也有患病的可能。随着现在生活环境的改变，生活水平的提高，男性乳房发育症的发病率越来越高，男性有时“有苦难言”。

❖ 男性乳房疾病症状

虽然男性乳房与女性乳房结构差异较大，但患病后的症状还是十分相似的：

- 乳房内肿块质硬、表面不光滑，通常(但并非总是)无痛或肿胀；
- 乳头排液或溢血、红肿；
- 乳头内陷、腋窝淋巴结肿大；
- 乳房出现酒窝内陷征，外形发生改变，溃疡、起皱或增厚。

❖ 什么是男性乳腺发育症？

男性乳腺发育症是指由于男性体内雌激素、雄激素比例升高，导致男性乳腺组织异常发育、乳腺结缔组织异常增生的一种疾病。通俗来说，就是男性的乳腺呈现乳房增大、乳腺女性化的临床表现。

❖ 男性乳腺发育症的发病原因

该病的发病原因多种多样，在临床上主要分为以下4种类型。

男性乳腺发育症的发病原因

类型	特征
生理性	生理性男性乳腺发育症多见于新生儿期、青春期及老年期，前两者多为自限性疾病，即身体可自行恢复，而老年期乳腺发育需要与乳腺癌进行鉴别，排除恶性肿瘤的可能
病理性	病理性男性乳腺发育症多见于睾丸功能减退、垂体功能降低、肝脏系统疾病、甲状腺功能减退等各种其他器官疾病继发引起的乳腺异常发育
药源性	药源性男性乳腺发育症是指服用药物引起雌激素比例异常，常见药物包括螺内酯、酮康唑、非那雄胺、西咪替丁等。需要注意的是，并非服用该类药物即发生男性乳腺发育症
特发性	特发性男性乳腺发育症是指体内激素水平正常，尚未找到内在或外在病因的男性乳腺发育，同时该类型也是男性乳腺发育症最常见的病因

❖ 男性乳腺发育症如何治疗？

一般认为，新生儿期和青春期生理性男性乳腺发育症可自行消退；对于17岁以上青年患者，病程时间大于2年的男性乳腺发育症患者需要详细回顾药物史；对于70岁以上老年患者，需要医生判断是否存在恶变的可能。

并非所有男性乳腺发育症患者均需要手术治疗。服用药物引起的早期男性乳腺发育症，可通过停止服用药物获得满意的治疗效果。

对于乳腺发育超过1年，增生的乳腺组织出现纤维化，达到了不可逆的程度，要进行外科手术干预。男性乳腺发育症的手术方式多种多样，但最终目的均是为了去除多余的乳腺组织或脂肪组织，恢复正常的男性胸廓形态。目前临床应用较多的手术方式分为以下4种类型。

乳腺手术方式

类型	特点
小切口锐性切除术	经典的手术操作方式是小切口锐性切除术，肉眼下进行操作，视野清晰，止血充分，切除范围精确，安全性高，同时可切除多余皮肤。适用于腺体增生型患者
吸脂术	吸脂术是从腋窝或乳房下缘进针，通过注射肿胀液乳化脂肪组织，吸脂针连接负压吸引，将乳化后的脂肪抽吸而出，至塑形满意为止。该治疗方法适用于单纯脂肪增生或以脂肪为主的乳腺增生患者
小切口切除术联合吸脂术	将前两者手术方式结合，先进行吸脂术，待乳房缩小后再进行腺体锐性切除术。该手术方式适用于腺体-脂肪混合增生患者
微创手术	微创手术包括内镜手术及真空旋切手术，手术时间短，手术操作快，但由于手术视野小，止血操作困难，同时不易切除多余的皮肤组织。该方法适用于腺体-脂肪混合增生患者

据统计，所有乳腺癌患者中男性占1%，也就是说每100个乳腺癌患者中有一个是男性。因与女性乳房一样，男性乳房也具有乳腺组织，因此乳腺细胞也可能发生恶性肿瘤病变，也就是男性乳腺癌。

男性乳腺癌发病率较低，但恶性程度却比较高，这是因为男性乳房和女性乳房的生理结构不同，缺少乳房小叶及乳腺腺泡，导致乳房偏小，乳腺组织较为薄弱，容易向周边组织扩散，这也是男性乳腺癌恶性程度比女性高的原因之一。但由于受传统观念影响，男性对乳腺癌普遍不了解，在体检时也没有引起足够重视，导致病情延误，因此男性也要注意定期对乳房进行自查，注意乳房出现的各种异样，日常生活中也要养成健康的生活方式，科学服用保健品，避免性激素水平过高而增加乳腺癌的发病率。

❖ 男性乳腺癌知多少

- 男性乳腺癌（MBC）是一种罕见的恶性肿瘤，2016年美国有大约2600例男性诊断为乳腺癌，占所有乳腺癌患者（男性及女性）的1%，我国的男性乳腺癌发病率仅为0.4/10万左右。

> **小贴士**
>
> 男性乳腺癌发病率存在地域差异，北美和欧洲的发病率较高，亚洲的发病率较低。其中，发病率最低的是芬兰和日本，最高的是非洲国家。在赞比亚，近15%的乳腺癌患者为男性。

- 男性乳腺癌诊断的平均年龄为(59.8±9.5)岁，中国男性乳腺癌中位发病年龄为63岁。
- 大多数男性乳腺癌并没有明确的危险因素。有证据表明，较高的雌激素状态或激素失衡，可能与男性患乳腺癌有关，如男性患有乳房发育症、先天性曲细精管发育不全综合征、肥胖、隐睾、睾丸炎、体重超重、糖尿病、成人腮腺炎、变性（男变女）、多发性错构瘤综合征。
- 男性乳腺癌患者体内循环雌激素水平升高的原因包括慢性肝病、肥胖、药物性雌激素治疗、前列腺癌的性腺抑制治疗。
- 男性乳腺癌可能存在家族聚集倾向，大多数研究发现BRCA1携带者与男性乳腺癌发病风险升高无关，但BRCA2突变是男性患乳腺癌的最大风险因素。

• BRCA2突变的男性终身患乳腺癌的风险约为7%，是普通人群的80～100倍。伴有BRCA2突变的男性乳腺癌分期更晚，更容易伴发雌激素受体和孕激素受体阳性。

男性乳腺癌患者应进行遗传咨询和生殖系突变的基因检测。

• 男性乳腺癌相关基因包括PTEN抑癌基因、CHEK2激酶、AR基因、CYP17基因、PALB2等。

• 男性乳房体积小，乳房X线检查存在技术上的困难，并且突出的胸大肌可能会掩盖可疑病变。组织病理学检查是术前诊断男性乳腺癌的金标准。男性可疑乳腺癌患者应进行空心针组织活检，不推荐选择细针穿刺细胞学检查，由于男性乳腺腺体组织量不多，且病灶多位于乳晕下方，真空辅助乳腺活检需要由有经验的医生完成。血清肿瘤标志物如癌胚抗原（CEA）、癌抗原CA153等无确诊价值，不推荐用于男性乳腺癌的评价或管理。

小贴士

男性乳腺癌最常见的临床表现是乳晕下无痛性、固定肿块，其他临床表现包括乳头溢液、溃疡或出血、乳房疼痛或肿胀，或远处转移相关的症状。其中，乳头受累率高达40%～50%。

• 85%～90%的男性乳腺癌患者为伴有或不伴有导管内成分的浸润性导管癌，导管原位癌约占10%；乳头状癌亦是常见的组织学类型，约占2.6%；浸润性小叶癌、髓样癌等罕见。浸润性小叶癌在男性乳腺癌中罕见的原因可能是终末小叶的缺乏。

• 男性乳腺癌较女性乳腺癌在雌激素受体和孕激素受体表达方面更常见，但其在男性乳腺癌中的预后作用尚未确定。

• HER-2表达在男性乳腺癌中的发生概率略低于女性，与雌激素受体和孕激素受体在男性乳腺癌中高表达呈负相关。

• 男性乳腺癌分子分型主要以Luminal A型为主，其次是Luminal B型，HER-2阳性型、三阴性较少见。

• 有研究表明，PIK3CA和TP53在男性乳腺癌患者中的发生率较低。

- 改良根治术为男性乳腺癌的标准局部治疗方式。若男性乳腺癌患者选择了保乳手术，应进行术后辅助乳房放射治疗（简称“放疗”）。

- 男性乳腺癌患者使用他莫昔芬治疗最常见的副作用是性欲下降、体重增加、面部潮红、情绪改变、抑郁等，但发生概率较低。

- 有研究表明，男性乳腺癌接受辅助内分泌治疗时，芳香化酶抑制剂与他莫昔芬相比有较高的死亡风险。

- 基于现有最佳证据，他莫昔芬仍然是辅助内分泌治疗的金标准，芳香化酶抑制剂不应用于男性乳腺癌的辅助激素治疗。但有他莫昔芬禁忌证的男性可给予促性腺激素释放激素激动剂/拮抗剂和芳香化酶抑制剂。

- 芳香化酶抑制剂用于男性乳腺癌的辅助治疗效果不佳的原因可能是：芳香化酶抑制剂最初会降低雌二醇的水平，可通过下丘脑的负反馈导致黄体生成素和促卵泡激素的增加，进而导致循环中雄激素（雌二醇的前体）增加。

- 男性乳腺癌辅助内分泌治疗机制类似于绝经前女性而不是绝经后女性。最初接受辅助内分泌治疗的男性患者应接受连续5年的治疗。已完成5年他莫昔芬治疗且可耐受，但仍有很高复发风险的患者可再接受5年他莫昔芬治疗。

- 分期和腋窝淋巴结状态是男性乳腺癌患者的重要预后指标。

- 转移性男性乳腺癌患者的中位生存期约为26.5个月，其主要治疗策略为内分泌治疗，化学治疗（简称“化疗”）相关研究较少。可选择的药物包括他莫昔芬、芳香化酶抑制剂与促性腺激素释放激素激动剂、氟维司群［美国临床肿瘤学会（ASCO）指南中推荐氟维司群作为晚期或转移性激素受体阳性、HER-2阴性男性乳腺癌的可用选择药物，但尚缺乏大样本前瞻性研究的支持］。CDK4/6抑制剂在男性乳腺癌中的应用类似于女性乳腺癌（注：内脏危象或疾病快速进展时除外）。

- 雄激素受体在男性乳腺癌患者中的表达率约为87%，针对雄激素受体的治疗，可能是一种潜在的治疗策略。

6. 夏天的尴尬——乳头肥大

“三月不减肥，四月徒伤悲”，活力满满的仲夏来临，女性朋友可以每天穿漂亮的裙子，打扮得美美的。但有些女性朋友却尴尬了，既期待又惆怅，乳头太大，文胸难以掩饰，不好意思穿亮丽的浅色衣服，不好意思昂首挺胸。女人的一生总是藏着许多未知的“胸险”。

随着生活水平的提高，乳房对于女性来说不再是单纯的哺乳器官，乳房的形态越来越受到女性的重视，而乳头在乳房的整体美学中起着举足轻重的作用。乳头肥大多见于亚洲女性，目前病因尚不明确，可能与家族遗传有关，多数发生在青春期以后，在怀孕或者停经后更为肥大。

❖ 什么是乳头肥大？

正常女性的乳头呈均匀的圆柱形，粗细及长短与乳晕及乳房成一定比例，其形状、大小和位置因人而异。国内外尚无统一的标准来定义乳头肥大。大部分学者认为，理想的乳头形态呈圆柱形，高为6~8mm，直径在6~10mm之间，底部宽度略大于其高度，同时乳头还应与乳晕、乳房的整体大小相协调。一位学者在排除各影响因素之后，在非勃起状态下测量了37位女性的乳房、乳头及乳晕，提出理想的乳晕、乳房比和乳头、乳晕比分别为1∶3.4和1∶3。

小贴士

一般认为正常乳头直径为6~10mm，高为6~8mm。有些人的乳头会明显超过这一数值，可表现为乳头单纯过长或过宽，或者同时存在乳头过长和过宽，明显比正常乳头大，这些都称为乳头肥大。

❖ 为什么会出现乳头肥大？

乳头的大小与自身遗传因素、生长发育过程中乳头受到过度刺激，或者牵拉、服用一些药物等因素有关；还有一个是哺乳因素，患者本身乳头为正常大小，但由于哺乳过程中婴儿吮吸、刺激等使得乳头长期过度牵拉引起变形，这是日常生活中比较常见的原因。

❖ 乳头肥大有哪些影响？

乳头肥大首先影响外形，尤其在哺乳后失去正常比例呈松垂状。此外，影响平常穿衣服，当穿着轻薄衣物时，因明显突出的乳头而感到尴尬，还可产生明显的心理压力。

乳头肥大怎么办？

手术治疗是矫正乳头肥大最直接且有效的方法，而对于手术指征，除了客观指标外，很大一部分取决于患者的主观感受。

可以通过乳头缩小术缩小肥大的乳头以改善外观。通常情况下，乳头缩小术是去除一部分过多的乳头组织后重新塑形。

7. 与乳房里的“葡萄君”怎么相处好呢？

10个女性中6个有乳腺增生，还有不少人查出乳腺囊肿。通常患者看到检查结果就开始忐忑不安。年轻患者紧张极了：“天哪，这里竟然长了包，是不是不太好……”乳腺囊肿到底要不要紧？乳腺囊肿、乳腺增生和乳腺纤维腺瘤有什么区别？乳腺囊肿会癌变吗？

因为乳腺囊肿触感类似于新鲜葡萄，所以我常安慰患者并解释：如果把乳腺比作一串葡萄，就像里面有一颗葡萄全是葡萄汁，没有果肉了，只需要定期随访完全可以和它“和平共处”，当然不排除复杂性囊肿。

❖ 什么是乳腺囊肿？

乳腺上的囊肿和人体其他部位或者器官上的囊肿一样，都是由一层比较薄的囊壁包裹液体构成的，可以简单比喻为“水球”。

乳腺囊肿里面的液体可能是由囊壁上的细胞分泌出来的，可能是乳汁潴留形成的，也有可能是炎症导致的。乳腺囊肿多发生于育龄女性。

生闷气与乳腺囊肿有关吗？

乳腺囊肿及其他乳腺结节，目前都没有发现明确病因或者致病的诱因。情绪的波动不一定就导致囊肿的形成。目前学术界比较公认的乳腺囊肿的形成多由于某种特殊的体质，很难预测或者说提前预防。

❖ 乳房硬块是乳腺囊肿吗?

乳腺囊肿从体表的触感上来说和乳腺其他结节都是差不多的,所以很难通过手的触摸来分辨乳腺结节的性质。一般建议采取乳腺彩超(B超)来判断。如果超声报告提示为“无回声”或者“囊性”的结节,那么就是乳腺囊肿。

小贴士

整体来说,乳腺囊肿是一种女性常见且多发的良性乳腺结节,绝大多数都属于良性病变,不需要特殊治疗。只要定期观察,每半年做一次超声检查,40岁以上患者每年加做一次钼靶检查,观察结构是否改变。日常生活中,积极调整自己的情绪,保持心情愉快,健康均衡饮食,正常运动,可降低乳腺癌的患病风险。

❖ 经期胸痛是乳腺囊肿吗?

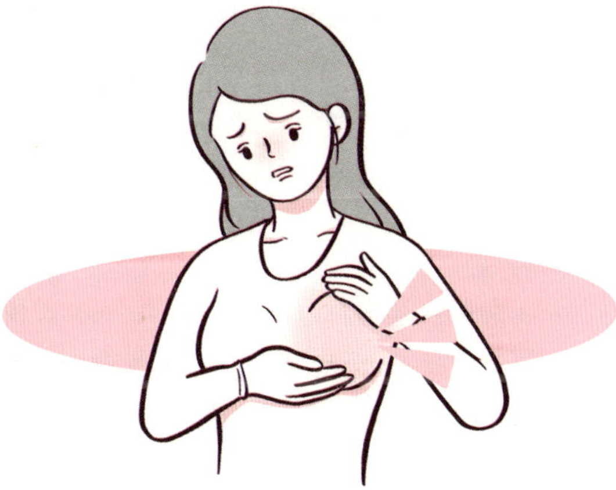

女性在月经前后的乳房胀痛不适,是乳腺增生的表现,这是一种很常见的女性生理现象。乳腺增生可能同时伴有囊肿的形成,不过大多数时候都不伴有囊肿,所以通过乳房疼痛没有办法判断有无乳腺囊肿。尽量做到清淡饮食,保持心情舒畅,以缓解相关症状。

❖ 乳腺囊肿需要做哪些检查?

对于乳腺囊肿最常见的检查方法就是乳腺彩超,可以很直观地判断囊肿的大小、形态、数量和分布。为排除囊肿是否伴有其他疾病,医生会开具钼靶检查,看是否有钙化、对称性,以及结构是否扭曲。发现囊肿后,可以抽血检查“垂体泌乳素”(PRL)的水平,如果是因为这个激素升高导致乳汁样液体分泌过多形成囊肿,就可以采取药物治疗的方法来抑制乳汁的分泌。

❖ 按摩可以消除囊肿吗?

乳腺囊肿一般不需要治疗,直径不大的囊肿对人体健康没有什么危害,保持定期复查即可。按摩等保守治疗的方法对囊肿的消除没有帮助。

如果囊肿的直径比较大(>3cm),可以考虑做囊液的穿刺抽吸治疗,将囊肿里面的液体抽吸出来,一方面可以做进一步的细胞学检查,另一方面也可以在很大程度上缩小囊肿的体积。

❖ 乳腺囊肿会癌变吗?

乳腺囊肿癌变的概率较小。大部分囊肿都可以通过定期复查超声进行对比。临床研究中,单纯囊肿的患者患乳腺癌的风险和正常人群一样。

小贴士

如果囊肿里面除了液体,还有部分固体,就要留意了。这种囊肿也称为囊实性结节或混合性囊肿。针对这一类囊肿,除了定期复查以外,还需要做穿刺细胞学检查,以明确其中固定成分的性质。混合性囊肿存在着极为罕见的癌变可能,只要穿刺确诊了其是良性的,就可以放心地继续观察了。

8. 乳头也会流泪吗？

乳房的外貌惹人关注，它是女性哺育下一代的重要器官，也是女性的一个性敏感区，可以说是女人身体上最美的部分之一。爱美的女性很多都很在意乳房的大小、外形，但关于乳头，你可能还没有真正地了解。《生命时报》总结了关于女性乳头的10个秘密，我们先来探寻这些秘密之一。

每位女性的乳头上都有15～20个小孔，这是很多年轻未育女性不知道的小秘密，小孔的医学专业名称叫“乳孔”，是乳腺导管从“房子”通向外界的“窗户”，如同我们常说眼睛是心灵的窗户，其可以间接地反映“乳房”的心情和状态。通常情况下，女性直到分娩之后，给宝宝哺乳时才发现自己的乳头原来不止一个孔。营养充足的哺乳期妈妈们挤奶的时候，乳汁四射时像个小“喷泉”，如果把此时母亲的乳房比喻成一个豪华璀璨的“音乐喷泉池”，那么它一定配上了人之初最欢乐的音乐。

那么在非哺乳期的时候，乳头是否有液体溢出呢？

“医生，我的乳头‘流泪’了。我经常发现文胸上贴近乳头的一圈有水渍，洗澡时无意挤压到乳头发现有水流出来，在网上查了一下吓得我一夜没睡，一早就赶紧来医院看看。”

在门诊，常常遇到有类似困惑的非哺乳期患者。这种现象在医学上称为乳头溢液，是除乳房疼痛和乳房肿块外乳腺外科门诊最常见的症状。

❖ 什么是乳头溢液？

乳头溢液是指轻挤乳头或者乳头自发出现的液体，可分为生理性溢液和病理性溢液。

生理性溢液

生理性溢液是指妊娠和哺乳期的泌乳现象。此外，口服避孕药或镇静药也可能引起非哺乳期女性乳头出现少量溢液。

病理性溢液

病理性溢液往往具有乳腺病理基础，是指发生于非生理情况下，与妊娠、哺乳、口服药物无关的一侧或双侧导管自然溢液，可能会间断或持续性发病，周期可为数天，甚至数年。临床上就诊患者主要为病理性溢液。

❖ 乳头溢液的原因

- 非肿瘤性的乳腺疾病，如乳腺导管扩张症、乳腺增生性疾病、各类乳腺管炎症等。
- 乳腺肿瘤性病变，如中央型导管内乳头状瘤、周围型导管内乳头状瘤、乳腺癌（包括导管内癌、小叶原位癌在内的早期乳腺癌）等。
- 乳腺以外的全身疾病，如口服激素类药物、甲状腺功能亢进、脑垂体肿瘤等。

❖ 乳头溢液有哪些类型？

乳头溢液主要包括5种类型：①水样；②浆液性；③有色乳性溢液；④乳汁样；⑤血性。

前三种类型的常见病因是乳腺增生性病变、导管扩张症等。第四种类型主要是生理性的，部分患者属于内分泌源性乳头溢液。需要格外注意的是第五种类型，即血性乳头溢液，此种类型可能由于肿瘤病变而发生，如导管内乳头状瘤、原位癌、浸润性导管癌等。

❖ 如何鉴别乳头溢液？

除了常规的乳腺彩超检查，我们还有另一个神器——乳腺导管内镜（又称乳管镜），它可以帮助医生清晰地观察到管径中是否有异常突起的占位或导管病变，具有操作简便、痛苦小、费用低等优点，目前已成为乳头溢液病因诊断的首选手段。

❖ 什么是乳管镜检查?

乳管镜是将一根直径为0.6mm的超细内镜，由乳腺导管置入，医生通过乳管镜能清晰地看到导管内病变的大小、颜色、形态，其大大提高了乳头溢液病因的诊断准确率，使患者避免了不必要的手术。

若发现肿物，可以在乳管镜的引导下，准确定位，缩小手术切除范围，从真正意义上实现对导管内病变的直接诊断、冲洗治疗、细胞学活检、定位导向等诊治。整个过程需10～15分钟，患者无任何痛苦或不适。

❖ 如何治疗乳头溢液?

根据乳头溢液发生原因的不同需要采取不同的治疗措施。

乳头溢液的特征及治疗方式

类型	特征及治疗方式
生理性乳头溢液	生理性乳头溢液发生在女性生长发育的各个时期，常见于哺乳期，一般不需治疗；而因为服药引起的乳头溢液，一般原发疾病治疗结束停药后，药物性乳头溢液会自己消失
病理性乳头溢液	如果为病理性乳头溢液，对于全身疾病需要采取综合性治疗；而对于乳腺自身疾病，尤其是导管内乳头状瘤、导管内乳头状癌及乳腺癌这三类疾病，一旦临床确诊，应积极进行治疗

❖ 发现乳头溢液该怎么办?

如发现乳头溢液，首先，不要用力挤压乳头，不要滥用避孕药及含雌激素的美容用品，要注意乳房自身的清洁和卫生，以免滋生细菌引起感染；其次，穿戴合适的浅色文胸，一旦溢液的颜色和质地发生变化，能及早发现；最后，要及时到医院检查，在专科医生的指导下进行积极治疗。

9. 尴尬的痒痒——乳头瘙痒

我刚参加工作时，在门诊遇到一位患者，询问病史时她很腼腆，怯生生地用蚊子般的声音说了几个字："医生，我乳头有点刺挠……"我的脑海里马上开始地毯式搜索这两个汉字是怎么写的，以及它的意思。

站在旁边的家属看出来我的"不解"，连忙解释说："医生，'刺挠'就是痒的意思"。这些年给天南地北的患者看病，我学习到了很多除了医学知识以外的知识，有许多成了杂谈趣事。

关于"痒"这种尴尬到想要逃离的经历你有吗？现在开始想象，在公开场合，突然出现乳头瘙痒，想挠又不能挠，这种尴尬的感觉无法言说。

小贴士

痒(yǎng)在古字中"羊"和"阳"是相通的。在中医里，阳与人的生命关系密切。得阳者生，失阳者亡。阳在病旁里，说明阳气病了，受阻了。因此，痒实际上是"痛和健康"的一种临界状态。

什么情况下人体会痒呢？长伤口时人会痒，说明气血在到达伤口时受到一定的阻碍，不顺。人体从一股暖流变成无数股暖流时会感到痒。有的人后背也经常会痒，也就有了"痒痒挠"这种工具。这种痒其实是人体的阳气往外"顶"体内的湿。在"顶"的过程中，由于人体的经络不是很畅通，因此，会遇到一定的阻力，所以会痒。

对于皮肤痒，很多人用激素，但其实解决不了根本问题，反而对人体有危害。当痒的时候，最常用的办法是挠，挠的过程是疏通经络的过程，只不过是在表皮。而更深层、更好的办法是刮痧，让更深层的寒湿出来。

如果原来痛，现在变成痒了，说明你的身体在好转。反之，原来痒，后来变成痛了，说明身体在变坏。

乳头痒是指单侧或双侧乳头及乳晕周围的局部皮肤有痒的感觉。引起乳头痒的因素有很多，如皮肤疾病、乳腺疾病等。乳头痒不一定是乳腺癌，但需要警惕有乳腺佩吉特病（又称乳腺湿疹样癌）。乳头痒、疼痛很常见，但很多人会觉得这种事很私密，而且好像也不严重，就不想也不好意思去看医生。

其实，乳头疼痛、发痒是很多疾病的前兆或是临床疾病的早期表现之一，早就诊能及时发现问题，对很多乳腺疾病能起到非常好的预防作用。

引起乳头痒、疼痛的常见原因如下：

- 皮肤干燥：乳房皮肤干燥常会导致乳头瘙痒，严重的会脱皮甚至皲裂而引起疼痛。引起乳房干燥的原因有很多，比如天气干冷、哺乳姿势不正确、新用的护肤品不适应等。出现这种情况时，可以涂点甘油、红霉素软膏、维生素E软膏等保湿。如果是哺乳导致的，可以在哺乳结束后涂点乳液，这也能起到预防干燥的作用。
- 内衣清洗不到位：内衣清洗不到位容易出现各种皮肤问题。另外，内衣的材质，如合成纤维、聚酯等，对皮肤有很大的刺激性，常会导致乳头痒，建议换成丝质、棉质等面料舒适亲肤的内衣。

如果有这方面的问题，可以去医院看乳腺专科，检查相关激素，确认自己的乳头是否健康。

以下情况可能是疾病征兆，你需要警惕

- 激素变化会让乳头疼痛、瘙痒，如甲状腺功能减退时，容易出现皮肤干燥，进而出现乳头瘙痒、疼痛等不适。
- 激素变化时乳头敏感性增强，在经期、孕期或口服某些药物期间很容易出现不适，且这种不适感也往往随着激素变化而出现波动。
- 乳腺癌早期乳头也会痒。

❖ 湿疹

湿疹是常见的引起乳头痒的疾病之一。大约有1/10的人在一生中会碰到这种情况。湿疹的诱发因素有很多，常见的包括压力、内衣材质、太热或太冷、宠物皮屑、洗衣粉、某些食物等。

湿疹一般好发于乳头、乳晕及其周围，区域分明。其主要表现为棕红色皮疹，糜烂明显，伴有痒和疼痛，有时可发生皲裂，一般按皮损表现分为急性、亚急性和慢性3种。3种程度无明显划分界限，可相互转换。

真得了湿疹也无须特别担心，尽可能找到并解决引起湿疹的原因是关键。可以用克莫司软膏、吡美莫司软膏或者口服抗组胺药物，这些都能有效缓解症状。如果比较严重，要警惕其他疾病的可能。如乳头有湿疹样改变，也有可能是一些肿瘤性疾病，如乳腺佩吉特病。

小贴士

乳房湿疹症状表现为乳头、乳晕、乳房暗红斑，可伴糜烂、渗出和裂隙，可单侧或对称发病，瘙痒明显，发生裂隙时可出现疼痛，可仅发生于乳头部位。如果乳晕、乳头区湿疹反复发作，通过治疗超过2周作用不明显，应考虑做病理检查排除乳腺湿疹样癌。

❖ 乳腺佩吉特病

乳腺佩吉特病的发病机制并未明确，其与乳腺癌的致病因素相似，如年龄、家族史、月经史、激素、妊娠、哺乳史等，而即使这些不利因素存在也不一定就会导致乳腺癌。

大多数乳腺癌患者并没有明显的致病因素。临床表现为乳头、乳晕复合体的湿疹样改变，多伴有乳腺浸润癌或导管原位癌，少数病例不伴有乳腺癌，它的特征性临床表现为乳头、乳晕皮肤痒、糜烂、破溃、渗液、结痂、脱屑，伴有疼痛等湿疹样改变，长期不愈合，故又称乳腺湿疹样癌。

❖ 如何诊断乳腺湿疹样癌?

乳腺湿疹样癌的诊断较为简单,取乳头脱屑处的皮肤刮片做病理检查即可得出初步结果。患者病损皮肤全层活检是较普遍的确诊方法,在病损处切取一小块全层皮肤做病理检查即可。

❖ 如何预防和治疗乳腺湿疹样癌?

一定不要忽视乳头、乳晕湿疹,而将其当作皮肤湿疹或是乳腺炎,从而耽误治疗。治疗以手术为主,根据术后病理结果明确是否需要内分泌治疗、化疗、放疗或者靶向治疗。乳腺湿疹样癌多数发现时处于早期,多为导管内癌,后期可能发展为浸润性癌,大部分患者预后比较好。而乳腺佩吉特病的临床表现与湿疹类似,需要进行活检以明确诊断。

如果有乳头痒伴有以下症状,建议及时就医:

- 乳头周围皮肤红肿、糜烂及其他皮肤改变;
- 乳房出现肿块并伴有疼痛;
- 乳头溢液、破损、凹陷;
- 发热、全身不适。

小贴士

若无上述症状,乳头痒自己在家怎样护理才能缓解? 大致有5个建议:

- ○注意乳头卫生,及时换洗内衣,保持乳头清洁、干燥;
- ○洗手后或用干净毛巾触碰乳头,避免热水、肥皂等刺激加重痒感;
- ○若乳头过于干燥,可使用保湿护肤品,涂抹在乳晕或乳头周围,尽量避免直接涂抹于乳头而引发刺激;
- ○过敏患者需注意尽可能远离变应原,以免加重病情;
- ○规律饮食,充分休息,保持良好心态。

10. 什么是乳腺脂肪瘤？

提起脂肪君，自然会想到“月”+“半”=胖，在这个女性谈“肥”色变、以瘦为美的年代，脂肪君显然不太受欢迎。刚说到了谈“肥”色变，现在又来一个谈“瘤”色变的肿瘤君，女性朋友可能会想，两大“吓人鬼”加一起会变成什么？

门诊时有患者问：“听说过乳腺纤维腺瘤、导管瘤，但乳腺脂肪瘤到底是什么？”简单来说，乳腺脂肪瘤是由脂肪组成的，就是一块抱团的肥肉，是一种以成熟脂肪细胞构成的良性肿瘤，生长缓慢，极少恶变。确实，脂肪瘤通常发生于颈、肩、背部、四肢近端等部位的皮下组织或其他软组织间，发生在乳房内较少见。

随着人们生活水平的提高，女性的饮食习惯及种类越来越多元化，下午茶成了都市白领们生活和工作中必不可少的一部分。我们特别喜爱的下午茶大多是各式美味的糕点、蛋糕、面包、奶茶、冰激凌等，虽然明知热量高易致肥胖，但还是难以拒绝，所以常常是“一边崩溃，一边治愈”。

脂肪瘤常见于40～60岁的中年人。可以说“中年”和“肥胖”是乳腺脂肪瘤的发病关键词，一般乳腺脂肪瘤多发生于乳腺丰满、肥胖的中老年女性，可单发或多发，多为单发。这个肿块往往很表浅，自己就能摸到，按上去感觉圆圆的、软软的，像“布丁”一样，边界清晰，通常不会感到疼痛，但如果脂肪瘤周围有末梢神经或者血管，也会偶尔有疼痛感。

小贴士

脂肪瘤不分男女老少，不分部位，可发生于皮下脂肪、小叶间脂肪和后间隙脂肪中，往往常见于脂肪细胞堆积比较多的部位，比如肩背、颈部、乳房、腹部、臀部等，上臂、大腿也常常会摸到这种软的肿块。哪里有脂肪，哪里就可能有脂肪瘤！

❖ 脂肪瘤的分类

以组织结构划分,脂肪瘤可分为两类,即腺内脂肪瘤和间质性脂肪瘤,男性以单纯脂肪组织为主。腺内脂肪瘤内含有大量的腺上皮组织小叶结构和少量的纤维组织。而间质性脂肪瘤好发于皮下和乳房后脂肪层内,脂肪瘤组织结构以特殊化脂肪组织为主,合并少量的结缔组织,周围有一层很薄的包膜,经常多发,手术时医生的感受犹如"挖土豆"。查文献时我发现了一个特别罕见的乳腺冬眠瘤,这个名字听起来有点意思,它是由棕色脂肪细胞组成的极为罕见的良性肿瘤。

❖ 脂肪瘤的诊断

乳腺脂肪瘤是来源于乳腺脂肪组织的一种良性肿瘤,且大多数在浅表的皮下脂肪组织内,少数位于腺体间脂肪,极少数位于乳房后间隙,单发为主,也可多发。脂肪瘤可发生于任何年龄,但常见于中年以上女性,且肥胖者较为多见。由于平时没有疼痛不适的感觉,而且"肥肉团"质地较软,所以很少引起患者的注意,常在超声检查时发现。由于脂肪瘤较为少见,检查时很容易被忽略而漏诊。因此,当发现位于皮下脂肪层内形成乳腺肿物时,彩超单上常常会这样描述:病灶边界清晰,有包膜,内部回声不均,以中等回声为主,可混有少量低回声和无回声,后方回声不衰减。彩色多普勒超声未见血流信号。这很有可能是乳腺脂肪瘤。

当诊断困难时建议做钼靶。一般体积较小的脂肪瘤临床没有任何症状,所以很难发现。但肿块长大压迫乳腺组织时,患者有胀痛感,临床可触及质软或较韧的肿块,容易变形,但如果与周围组织粘连,肿瘤内又合并钙化,必须通过X线检查来鉴别,尤其是老年女性。

❖ 脂肪瘤会癌变吗?

前面重点提示了几次,脂肪瘤充其量就是一块肥肉,它再怎么"作妖",又能掀起什么"大风浪"呢?所以大家不用担心。绝大部分脂肪瘤跟癌症没关系，不会发生恶变；长在乳房里的脂肪瘤也不会变成乳腺癌。

但世事无常，我要稍微友情提醒一下：极少部分长得像脂肪瘤的肿块可能是脂肪肉瘤，这是一种恶性疾病。这种肉瘤有迹可查，它往往生长迅速，用手不容易推动，常伴有疼痛感。

❖ 长了脂肪瘤该怎么办？

虽说脂肪瘤不会发生恶变，但大家心里难免有些不安，毕竟长在乳房里的肿块让人很害怕。其实很简单，做个彩超就一清二楚了。彩超完全可以诊断脂肪瘤。

小贴士

脂肪瘤本身不需要手术切除，吃药更没效果，也没必要，让它安静地待着就好。定期复查乳房的时候自然会“关照”它。不过，如果脂肪瘤引起疼痛，或者一直长大成为乳腺巨大脂肪瘤，再或者让你心里不舒服，影响乳腺外形美观并造成生活不便，那就做个小手术消灭它吧。

参考文献

[1] Nassar, A, et al. Complex fibroadenoma and breast cancer risk: a Mayo Clinic Benign Breast Disease Cohort Study[J]. *Breast Cancer Res Treat*, 2015, 153: 397–405.

[2] Schwager RG, Smith JW, Gray GF, et al. Inversion of the human female nipple, with a simple method of treatment[J]. *Plast Reconstr Surg*, 1974, 54:564.

[3] Lai Y L, Wu W C. Nipple reduction with a modified circumcision technique[J]. *British journal of plastic surgery*, 1996, 49(5): 307–309.

[4] Hauben D J, Adler N, Silfen R, et al. Breast–areola–nipple proportion[J]. *Annals of plastic surgery*, 2003, 50(5): 510–513.

[5] 周绍龙，罗盛康. 女性乳头乳晕相关神经的解剖学研究[J]. 中国美容整形外科杂志，2012，2(23)：100–102

[6] Sperli A E. Cosmetic reduction of the nipple with functional preservation[J]. *British journal of plastic surgery*, 1974, 27(1): 42–43.

[7] 卢建建，滕利，杨锴，等. 保留乳腺导管的肥大乳头缩小术[J]. 中国美容医学，2007，6(16): 763–765.

[8] Moliver C, Kargel J, Sullivan M. Treatment of nipple hypertrophy by a simplified reduction technique[J]. *Aesthetic surgery journal*, 2013, 33(1): 77–83.

[9] Kim Y S, Hwang K. Easy method for reduction of nipple height[J]. *Aesthetic plastic surgery*, 2010, 34(6): 769–772.

[10] Yu Y, Wei L, Shen Y, et al. Windmill Flap Nipple Reduction: A New Method of Nipple Plasty[J]. *Aesthetic plastic surgery*, 2017, 41(4):788–792.

[11] Weinstein SP, Conant EF, Sehgal C. Technical advances in breast ultrasound im - aging[J]. *Semin Ultrasound CT MR*, 2006,27(4):273–283.

[12] 刘国红. 浅谈乳腺脂肪瘤的X线和超声特性及鉴别诊断[J]. 中国现代药物应用，2015(10):65–66.

第三章 哺乳期的乳房，你好吗？

1. 哺乳期才有的痛

十月怀胎，一朝分娩，祈盼了十个月，妈妈终于见到了自己亲爱的宝贝，但伴随着欣喜而来的，还有一个又一个甜蜜的烦恼。很多新手妈妈对母乳喂养有顾虑，如怕乳房变形、下垂；需要几小时就喂一次，不能自由安排自己的时间；活动范围受限，特别是日夜频繁喂奶、拍嗝、换尿片，不仅手忙脚乱，更累得腰酸背痛，胀奶、漏奶，胸前总像背负两块大石头，上衣几乎从来没干净过，真的好尴尬；涨奶需要及时哺乳或者排奶，一旦不及时哺乳会容易堵奶，很痛苦；夜里必须亲自起来喂奶，无人可替代；哺乳期饮食和用药有诸多禁忌；出门在外找不到母婴室……

但家人和医生都说：母乳是给宝宝最棒的礼物！坚守这37℃的母爱，享受你与宝宝这短暂的亲密时间！那么到底要不要母乳喂养？

上面说的这些烦恼都不算什么，有一种烦恼在整个哺乳期都可能出现，这就是急性乳腺炎。

那么如何避免产后乳腺炎的发生，顺利度过哺乳期呢？

❖ 什么是急性乳腺炎？

急性乳腺炎是由化脓性细菌侵入乳腺而引起的炎症性疾病，最常见于哺乳期女性，故又称产褥期乳腺炎。据统计，哺乳期发生急性乳腺炎的概率为2%～3%，其中尤以初产妇多见。哺乳期的任何时间均可发生，而哺乳初期（产后4个月）最为常见。

❖ 如何判断得了急性乳腺炎？

急性乳腺炎发病初期常有高热、寒战、脉搏加快、病侧淋巴结肿大、压痛、白细胞计数明显升高等全身症状。乳房局部红肿、肿胀、疼痛、发热伴明显触痛。局部表现可有个体差异，一般初为蜂窝织炎样表现，数天后可形成脓肿，感染严重者可进展为脓毒症。如果高热不退，病灶突然变软，提示已有脓肿形成。部分患者全身症状不明显，仅出现局部症状。当然最客观的诊断依据是找到专业医生，进行乳腺彩超、抽血等相关检查以确诊。

为什么哺乳期妈妈容易出现乳腺炎？

哺乳期妈妈通常机体抵抗力下降，给病原菌的入侵、生长和繁殖创造了有利条件，乳汁是很好的细菌培养基，乳汁淤积有利于入侵细菌的生长繁殖。由于缺乏正确的喂养知识，导致哺乳不充分，使得乳汁淤积，甚至乳头或乳晕出现伤口，使病原菌趁机侵入，从而引起乳腺炎。

❖ 得了急性乳腺炎如何治疗？

治疗急性乳腺炎应尽早，当宝妈发现自己乳房有硬块和有明显触痛感时，应及时找乳腺专科医生进行咨询。治疗原则为：保证充分休息，不中断母乳喂养，有效移除乳汁，合理使用抗生素、止痛药物，必要时适当补液。对于形成脓肿者，提倡微创治疗。早期局部治疗的主要目的是减轻局部水肿，有效排出淤积的乳汁，以利于炎症消散。可通过冰敷、中药外敷等治疗。如果形成脓肿，则可以考虑脓肿引流术。

2. 不是癌症，痛苦却不比癌症少

说起乳腺炎，大家都会想到哺乳期急性乳腺炎，但还有一种相对少见的乳腺炎，就是肉芽肿性乳腺炎。很多人说它是“不死癌症”或“乳腺炎中的癌症”，是令人谈而生畏的乳腺疾病。目前肉芽肿性小叶性乳腺炎患者快速增多，诊疗过程中易与乳腺癌混淆，虽然不会对患者构成生命危险，但病情反复，经久不愈，给患者带来巨大而长久的痛苦，对患者的身心健康造成极大伤害，严重影响患者的生活。

当前大家对肉芽肿性乳腺炎的了解还不够，其虽然是良性疾病，但病程长、病情复杂多变、易反复，临床治疗棘手，主要原因是医生及患者都对这种新型的乳腺炎症认知不足。虽然肉芽肿性乳腺炎是慢性炎症，但它的起病一点都不慢，而且进展非常迅速。刚开始在乳房的外周起病，但病灶很快会从外周延伸到中心，顺着乳管向乳头中心发展。此病不同于哺乳期乳腺炎，包括多个临床病种。

❖ 发病表现

肉芽肿性乳腺炎一般发生在产后1～5年内。一般为短期出现疼痛性肿块，进展迅速，很快开始红肿、热痛，甚至会出现破溃。需要注意的是，肉芽肿性乳腺炎早期阶段往往只有硬块，皮肤不红，亦无明显疼痛，这时临床表现与乳腺癌非常相似，容易误诊。需积极与乳腺癌鉴别。

近年来，本病有年轻化趋势，包括未婚女性。肉芽肿性乳腺炎具有发病急、病变范围广泛、疾病进展快的特点。有些人伴有低热、全身关节疼痛、下肢结节性红斑等全身表现。乳腺癌的肿块一般为无痛性质硬肿块，少见快速增大及红肿疼痛。但这些都不是绝对的，所以病理活检是必需的。

❖ 病因及危害

到目前为止，肉芽肿性乳腺炎的发病原因还不是很明确，众说纷纭，莫衷一是。有些医生认为肉芽肿性乳腺炎是创伤导致的，有些医生认为是感染导致的，有些医生认为是自身免疫性疾病。

肉芽肿性乳腺炎病程长达1～2年，严重影响患者的工作、学习和生活。乳房疼痛若不治疗，肿块化脓、破溃，窦道形成，以致全乳受损，千疮百孔，像个“烂苹果”，治疗起来十分棘手。以往由于此病发病率极低，临床少见。最严重的是误诊为乳腺癌而进行错误治疗。

❖ 哪些检查可以确诊肉芽肿性乳腺炎？

血常规、泌乳素（PRL）及一些炎性指标检查，有脓液需做细菌培养及药敏实验等，影像学检查以彩超为基本检查，必要时需做MRI及钼靶，以及穿刺活检或手术活检。

❖ 肉芽肿性乳腺炎怎么治疗？

目前肉芽肿性乳腺炎的治疗手段多种多样，各治疗中心侧重点都不一样，有以保守治疗为主的，有主张开放手术的。

> **小贴士**
>
> 目前手术仍是肉芽肿性乳腺炎的主要治疗手段。但由于术后复发率高，乳房外形改变明显，患者难以接受。

药物治疗：药物治疗包括中药、激素、抗结核药、免疫抑制剂等，目前大部分选择药物的保守疗法。切开引流、反复换药，治疗的时间往往需要6～9个月，甚至更长，亦有一定的复发率。很多患者多次切开引流，经历痛苦的换药过程，身心俱疲。

激素治疗：有医生认为，此病与患者自身的免疫功能有关，往往采用泼尼松等糖皮质激素治疗。但由于激素使用时间过长，患者会出现抵抗力下降，如“满月脸”“水牛背”，因此难以坚持。

抗感染治疗：有些医生认为本病是感染导致的，因此会使用抗生素。有些医生在患者病灶取样培养中，找到了棒状杆菌，便采用抗结核治疗。但这些药物对肝肾的损害较大，治疗效果也不尽如人意。

❖ 另辟蹊径

将肉芽肿性乳腺炎分成结节期、肿块期、化脓期、窦道期等4个时期，采用全国名中医林毅教授“祛邪不伤正，祛腐可生新”的治疗原则，依据疾病不同时期、不同阶段、不同表现，全身治疗与局部治疗相结合，内治法与外治法相结合，一般疗效很好，治疗时间为3个月至半年。最重要的是，痊愈后复发率低，乳房外形良好，乳房功能不受影响。

肉芽肿性乳腺炎可以说是疑难杂症，发病机制尚未明确，目前为中医治疗的优势病种。

小贴士

◦ 尽量避免食用含有性激素的食品或保健品(如蜂王浆、避孕药等)，少食用人工养殖的海鲜产品(可能有激素催发的)。

◦ 注意乳头、乳晕的清洁。

◦ 禁烟酒，避免熬夜。

◦ 保持良好的心态，要心情舒畅。

◦ 有精神相关疾病的患者，要评估抗精神疾病的药物，避免使用升高泌乳素的药物。

❖ 树立信心

虽然肉芽肿性乳腺炎的治疗比较棘手、治疗时间较长，但预后是比较好的。患者要树立信心，积极治疗。虽然治疗过程是曲折的，但治疗效果是光明的。只要诊断明确，方法正确，配合生活调理，就能早日战胜疾病，恢复健康。

3. 太煎熬了！如何根治浆细胞性乳腺炎？

随着新媒体的飞速发展，相信浆细胞性乳腺炎（简称“浆乳”）、肉芽肿性小叶性乳腺炎对于很多女性而言已不是很陌生的名词了。业内学者大多认定两个疾病是同一类型疾病的不同表现形式，在发病年龄、症状、疾病特点、治疗方式上有区别。如何根治浆细胞性乳腺炎目前很难查询到专业的相关治疗指南或共识。

❖ 什么是浆细胞性乳腺炎？

浆细胞性乳腺炎是一类发生于非哺乳期的特殊类型的乳腺炎症。在病理学报告上，它常常和肉芽肿形成、浆细胞浸润、乳腺导管扩张等专业名词同时出现。由于此类乳腺炎表现多样，病程缠绵，机制复杂，所以如何命名也成为医学界争论不休的热点。

小贴士

浆细胞性乳腺炎病理科称之为“肉芽肿性小叶性乳腺炎”。有医生认为，浆细胞浸润也好，有肉芽肿形成也好，都只是这一类复杂性乳腺炎某个阶段的特定表现，无论以哪一阶段命名都有以偏概全之嫌，所以索性将其统称为非哺乳期乳腺炎。

❖ 浆细胞性乳腺炎与肉芽肿性乳腺炎有区别吗？

两者是非哺乳期、非妊娠期乳腺炎的不同病理表现。临床上都表现为乳头内陷伴有溢液，初起有肿块、质硬、边界不清，化脓破溃后脓液夹杂有粉刺样物质，反复发作，形成瘘管，经久难愈。因此，中医将非哺乳期非妊娠期乳腺炎统称为“粉刺性乳痈”，祖国医学在治疗方面也不会因为“浆细胞”或“肉芽肿”而区别对待，而是统一“辨证论治”。

❖ 非哺乳期乳腺炎的发病因素

非哺乳期乳腺炎好发于已婚育龄妇女，发病前常有被幼儿碰撞到乳房的外伤史。部分患者伴有患侧乳头内陷或者曾有过患侧乳房局部手术史，还有长期口服精神类药物的患者。目前此类炎症的发病机制尚不是很明确，临床更多认为与自身免疫反应有关，而外伤、药物、吸烟及泌乳素水平过高与其发病也有密切关系。

❖ 浆细胞性乳腺炎的临床表现

浆细胞性乳腺炎虽然病程很长，起病却非常迅速。往往在一夜间出现肿块，短期内急速变大，伴有疼痛，甚至发热。有些肿块还会破溃、流脓，形成乳腺溃疡，甚至窦道经久不愈。部分患者在高峰期会伴有高热、关节疼痛、下肢红斑及结节等全身症状，严重影响生活和工作。

❖ 如何诊断浆细胞性乳腺炎？

浆细胞性乳腺炎的诊断目前主要依靠医生结合临床表现、组织病理学和辅助检查进行综合分析。其中经空心针穿刺得到的病理学诊断是至关重要的金标准，可与乳腺癌进行鉴别。

乳腺超声是首选的影像学检查方法；乳腺钼靶因为需要挤压乳房，对于有明显炎症表现者要谨慎选用；乳腺磁共振成像（MRI）检查能较立体地看到整个乳腺炎症的病变范围，脓腔的位置、深度，在临床上较常使用。

对于炎症急性期的患者，还要检测血常规、C反应蛋白（CRP）、红细胞沉降率（ESR）等炎症指标。此外，还可增加免疫相关指标（如IgG、IgM、IgA、抗核抗体）、内分泌相关指标（泌乳素）、风湿系列等检查，有助于明确病因，找出更经济、更合理有效的诊治方法。

小贴士

无论多么害怕，请不要拒绝医生给出的正确建议。空心针穿刺除了可明确炎症所处的病理阶段和类型，最重要的是，可帮助医生排除乳腺癌的可能。这对于日后比较长时间的抗感染治疗来说，无疑是上了一个保险，让医患双方都更加安心。

❖“难缠”的浆细胞性乳腺炎，到底该怎么治？

对于“难缠”的浆细胞性乳腺炎，中西医结合治疗效果最好。

中医在治疗浆细胞性乳腺炎方面积累了很多经验。中医治疗讲究辨证论治，内外结合：对于肿块期患者，以中药内服外敷、逐步消散为治疗原则；对于此起彼伏的破溃性炎症，有中药液湿敷、火针排脓、小切口引流等多种方法，以促进溃口愈合、病灶缩小；对于皮肤完好、肿块孤立的患者，会采取手术切除的方式，术后配合口服中药，减少复发概率。

目前西医主要通过抗生素、糖皮质激素等药物治疗来缩小病灶，之后采取手术切除的方式。也有医生因其表现和结核类似而采用抗结核治疗。但治疗效果大多差强人意，存在影响乳房外观、对无菌性炎症疗效不显著、停药易复发等现象。炎症不仅容易复发，连术后切口的愈合也是个不容易解决的难题。手术的方式有很多种，可以是常规的切开缝合术，也可以是开放式的扩创探查术+二期缝合术+内部腺体整复术。

对于此类复杂性炎症，要根据患者不同的疾病表现和要求，个性化地制订治疗方案，做到因人制宜、因病制宜。

4. 得了乳腺炎，还能继续哺乳吗？

做女性不易，当妈妈更是不易，一路经历了痛经、分娩痛，以为胜利就在眼前，可哺乳期又遇上了乳腺炎，还得经历哺乳痛……面对嗷嗷待哺的宝宝，承受着身心双重压力。

❖ 什么是哺乳期乳腺炎？

哺乳期乳腺炎是哺乳期女性的常见疾病，也是临床最常见的乳腺炎类型。在哺乳期的任何阶段都可能发生乳腺炎，其中绝大多数病例发生在哺乳期的6～12周内。

小贴士

对于乳头先天性畸形，如乳头过小、扁平、内陷的宝妈要特别警惕乳汁淤积和乳腺炎的发生。出现症状后要及时就医，必要时果断回乳，以防止乳腺脓肿的形成。

❖ 哺乳期乳腺炎有哪些症状？

哺乳期乳腺炎按照病情进展，可分为乳汁淤积型乳腺炎和急性感染型乳腺炎。

哺乳期乳腺炎的类型及临床表现

类型	临床表现
乳汁淤积型乳腺炎	乳房局部肿胀、疼痛；形成硬结；尚未出现典型的炎症表现
急性感染型乳腺炎	乳房呈典型的细菌感染特征，如红、肿、热、痛；伴有全身性的急性感染症状，如高热和寒战

❖ 得了乳腺炎还能哺乳吗？

乳腺炎是乳腺周围组织发炎，并不影响乳腺腺泡产生乳汁，宝宝频繁吮吸能减轻乳房的胀痛。

得了乳腺炎后可能会感到乳房疼痛，疼痛可能会抑制射乳反射（当婴儿吮吸和刺激乳头的神经末梢时，垂体同时分泌缩宫素，释放到血液中。缩宫素使乳房中的乳汁向外流出），建议先喂健侧乳房，一旦射乳反射发生，迅速转换到患侧乳房进行喂养，但有的时候乳腺炎患侧的乳汁有咸咸的味道，宝宝可能不太爱喝，如果遇到这种情况，宝妈可以继续健侧乳房喂养，将患侧乳汁挤出来。

哺乳期乳腺炎患者在治疗期间是可以继续哺乳的，只是需要调整哺乳方式。

小贴士

宝妈们不用过于担心得了乳腺炎会对宝宝的“口粮”有影响，因为母乳本身并没有感染，所以患乳腺炎期间哺乳不会伤害孩子。

❖ 需要注意的问题

乳房按摩

有效的乳房按摩可以排出淤积的乳汁，刺激射乳反射，保持乳管通畅，减轻乳房肿胀。此法适用于任何情况引起的乳汁淤积及导管堵塞，但在乳房严重水肿时应避免局部直接按摩，可在该乳腺导管走行的其他无肿胀区域进行适当力度按摩，保持乳腺导管通畅，达到刺激射乳反射的目的即可。切忌暴力按摩，应避免导致疼痛的按摩和各种形式的强力按压，因为这会增加乳腺组织的损伤及水肿，从而加重病情。如果可以忍受，更推荐冰敷。

药物治疗

推荐使用可以继续母乳喂养的药物，如对乙酰氨基酚或布洛芬。止痛可以帮助射乳反射，促进乳汁有效排出。发热不需要停止母乳喂养，推荐口服布洛芬及物理降温对症治疗。

❖ 如何避免乳腺炎的发生？

乳腺炎的预防意义远比治疗更重要，哺乳方法正确可有效避免乳腺炎的痛苦。

及时排空乳汁，保持乳腺通畅

每次当婴儿吃饱后仍有较多乳汁时，应及时排空。

预防乳头皲裂，避免细菌感染

哺乳方法要正确，尤其是含接姿势要正确，要把乳头和大部分乳晕都放进婴儿口中，如果让婴儿只含着乳头吃奶，不仅不能有效吮吸，还会造成乳头损害，导致细菌感染，使细菌进入乳房组织。

养成良好的喂养习惯

当婴儿吃完奶后及时把乳头拔出，一定不要让婴儿含着乳头入睡。

避免乳房受压

哺乳期穿戴合适内衣有助于减轻乳房压力。同时注意睡姿，要侧睡和仰睡交替，但不要趴着睡，防止挤压乳房，引起乳汁淤积。

注意个人卫生，保持乳头清洁

经常清洗乳房，哺乳后用清水清洗乳头，保持干净卫生。一旦发现乳房硬块，要及时进行处理，必要时到正规医院就诊，避免进一步恶化。

5. 哺乳期过后，如何预防乳房下垂？

乳房是女性性成熟的重要标志，是女性最重要的性敏感区之一，乳房是女性独有的体表器官，承担着哺乳功能，也展现着女性曼妙的身姿。长久以来，拥有一对美丽挺拔的乳房是广大女性的愿望。饱满挺拔的乳房彰显着女性的形体之美，构成了自信、温情、柔美的女性独特形象。无论是妙龄少女还是少妇，乃至中老年女性，谁都希望自己的乳房丰满挺拔。

小贴士

胸部挺拔最重要的组织是乳房悬韧带，其就像一条橡皮筋，牵拉着我们的乳房向上，使其变得挺拔。当乳房重量增加时，这条橡皮筋就会慢慢变得松弛，乳房也就开始逐渐出现下垂的迹象。随着时间的推移，受哺乳、减肥等的影响，乳房的形态也在发生改变。

❖ 什么是乳房下垂？

如果乳房下缘遮盖下皱襞则为乳房下垂，其判断标准如下：

- 若以乳房下皱襞为标准，超过乳房下皱襞3cm为轻度乳房下垂，超过5cm为中度乳房下垂，超过10cm则为重度乳房下垂。
- 若以乳头位置为标准，乳头向下与乳房下皱襞齐平为轻度乳房下垂，超过3cm为中度乳房下垂，超过5cm为重度乳房下垂。

都说母乳喂养是每位妈妈神圣的权利和职责，但很多妈妈对母乳喂养有顾虑，因为当胸前两个乳房变形下垂，宝宝像吃烤串一样咬着乳头时，妈妈的心情可想而知。

❖ 为什么产后会出现乳房下垂？

正常生理现象

怀孕期间，由于激素变化导致乳房快速变大，为产后泌乳做准备，哺乳期结束后激素撤退，乳腺复旧，泌乳细胞被脂肪和结缔组织取代，乳房回归孕前状态。

年龄增长

随着年龄的增长，乳腺组织弹性下降，乳房也会出现松弛、下垂。

快速减肥

在减肥的人群中，如果短时间内体重大幅下降，会使乳房内的脂肪含量减少，尤其是产后离乳阶段快速减肥，乳房下垂的风险将更大，因为我们的乳房在离乳后，乳腺退化-泌乳细胞凋亡需要脂肪组织的取代，这个时候过度减肥将是乳房松弛、下垂的主要原因。

喂奶方式不正确

比如习惯让宝宝只吃一侧乳房的奶。

小贴士

过度涨奶是导致哺乳期结束后乳房松弛的一个重要原因，在整个母乳喂养持续期间应注意涨奶后及时通过哺乳或使用吸奶器的方式将乳汁排出，可有效防止乳房松弛。

不穿哺乳文胸

孕期随着乳房增大，需要注意及时更换文胸；哺乳期也要注意选择好哺乳文胸。

吸烟

烟草里的有害物质不仅会导致肺癌，同时还能分解皮肤里的弹性蛋白，导致弹性蛋白被破坏，损伤韧带，进而乳房承托能力不可避免地下降。有报道显示，吸烟女性比不吸烟女性乳房下垂的概率更高。

在整个产后，尤其是生育多胎、年龄过大、哺乳时间过长的女性，产后乳房下垂的比例是不低的。

❖ 如何预防或改善哺乳后的乳房下垂？

- 哺乳导致乳房变形，在很大程度上可以通过一些措施减弱或避免：一是整个哺乳期坚持穿戴特定内衣；二是避免过度涨奶。
- 母乳喂养需要更多的饮水量，通常建议宝妈每日饮1.5~2L水。
- 哺乳期饮食在保证充足营养的前提下无须刻意增量，也不应借着哺乳的名义放纵自己过度饮食。要少食多餐，控制总量，保证营养摄入均衡。
- 如果对生活质量要求特别高，可求助乳腺外科或整形外科医生，对乳房下垂进行矫正治疗。

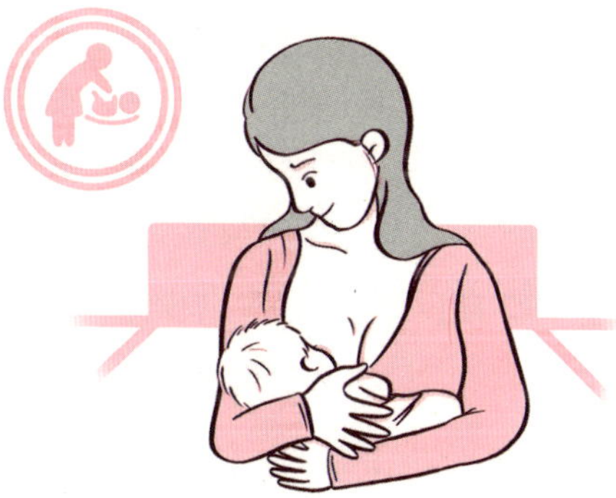

6. 月嫂让我排“残奶”，不然会得乳腺癌

不管是母乳喂养还是奶粉喂养，宝妈都面临一个问题：断奶。大家都知道乳汁的成分就是水、蛋白质、脂肪、微量元素等。颗粒比较小的物质及水分可能会被人体吸收，而那些颗粒比较大的脂肪、蛋白质就会在乳腺管里停留下来，吸附到了乳腺管的管壁上。宝妈断奶时一般采取的方法是不再刺激乳房泌乳，即不要再让宝宝吸奶或挤奶，这样乳汁自然会被身体吸收，不用再做特殊的处理。

“残奶”相信大家都不陌生，断奶时到底有没有必要排残奶呢？网上众说纷纭，让很多宝妈感觉到很困惑，残奶到底要不要排？有没有必要排？近年来，“排残奶”商机逐渐兴起，炮制出一类“胸部恢复项目”，其中最火的项目是断奶后“排残奶”。奶=毒素?！会致病?！会致癌?！

在这些恐吓式宣传的狂轰滥炸下，宝妈对残奶既担心又害怕。可是真的需要担心吗？乳汁大部分是可以完全被吸收的，即使有少部分残留也不会对身体造成伤害，因为人体的修复能力是非常强的。

❖ 挤出的浓稠“残奶”究竟是什么？

这些所谓的“残奶”并不是什么毒素，其实是断奶后储藏在乳腺管里仍会被挤出的乳汁，是正常现象。很多宝妈都会发现，自己在断奶后几个月，甚至是几年的时间里，仍然能从乳头中挤出少量牙膏样的黄色黏稠物。乳汁之所以变得稠厚发黄，跟乳汁中的主要成分——水分逐渐被吸收有关，因为太长时间不喂奶，乳腺停止了运作，就好比一个牙膏，长时间不挤，脂肪比例就高了，所以就会显示出脂肪的浅黄色。但不同的是，牙膏不挤出来是不会自己消失的，但乳房里的这些“浓缩乳汁”会慢慢被身体吸收，根本就不需要所谓的“排”。

❖ 不排“残奶”会患乳腺癌吗？

残留的乳汁有可能导致“积乳囊肿”，有的患者会在洗澡或无意中发现自己乳房中有小硬球，这时需要与乳腺的良恶性疾病相鉴别。但没有任何证据显示残奶会导致乳腺癌，国内外对于乳腺癌的风险因素从未提过残奶会致恶性肿瘤。根据《中国抗癌协会乳腺癌诊治指南与规范》(2021年版)，存在下列情况之一者被认为是罹患乳腺癌的高危人群。

有明显乳腺癌遗传倾向者，主要判断内容如下：

- 一级亲属有乳腺癌或卵巢癌史
- 二级亲属50岁前，患乳腺癌2人及以上
- 二级亲属50岁前，患卵巢癌2人及以上
- 至少1位一级亲属携带已知BRCA1/2基因致病性遗传突变，或自身携带BRCA1/2基因致病性遗传突变

既往有乳腺导管或小叶不典型增生或小叶原位癌的患者

既往30岁前接受过胸部放疗

根据评估对象的年龄、种族、初潮年龄、初产年龄、个人乳腺疾病史、乳腺癌家族史和乳腺活检次数等多个风险因子，利用Gail模型进行罹患乳腺癌风险评估。如果受试者5年内发病风险≥1.67%，则被认为是高风险个体

注：一级亲属指母亲、女儿及姐妹；二级亲属指姑、姨、祖母和外祖母。

❖ 不排“残奶”会得乳腺结节、乳腺炎吗？

如果无意中发现乳房有包块，建议及时就诊，可通过乳腺彩超、钼靶等相关检查来明确肿物的形态。乳汁滞留时间久而产生的积乳囊肿需要与其他肿物相鉴别。其他任何乳腺疾病的发生，与残奶之间没有任何因果关系，未哺乳的女性也会发生乳腺结节等疾病。如果断奶后乳房分泌出脓水、咖啡色或红色液体，说明乳腺出现了问题，或者有炎症、病变，与乳汁变质没有关系，请及时就医。

❖ 不排“残奶”会堵塞乳腺而影响下一次哺乳吗?

“残奶”在乳管里的量微乎其微,完全不用担心会堵住乳腺管,更不会影响下一次哺乳。要知道,再次怀孕哺乳时奶水又将重新大量分泌,奶水的产生更多是激素与神经反射共同作用的结果,与“残奶”没有关系。

❖ 排“残奶”的后果不仅仅是浪费钱那么简单

排“残奶”的方法就是配合按摩胸部,通过挤压乳头等方式,把所谓的“残奶”挤出来。

给你推荐排“残奶”项目的往往都是非医疗机构,价格不菲。他们提供的按摩手法往往都是自成一套,毫无章法,更别提有医学依据了。原本打算去排“残奶”的你,可能被挤后反而“追奶”成功。更糟糕的是,不恰当的暴力按摩、挤压、刺激等可能导致乳房受伤。断奶后,女性确实需要经历1~2年的乳房恢复期,而在这期间,宝妈唯一需要花钱做的就是定期体检。

参考文献

[1] 中国妇幼保健协会乳腺保健专业委员会乳腺炎防治与促进母乳喂养学组. 中国哺乳期乳腺炎诊治指南[J/CD]. 中华乳腺病杂志(电子版),2020,14(1):10-14.

[2] 肉芽肿性小叶性乳腺炎诊治湖南专家共识(2021版)[J]. 中国普通外科杂志,2021,30(11):1257-1273.

[3] 中华中医药学会乳腺病专业委员会. 肉芽肿性小叶性乳腺炎中医诊疗专家共识(2021版)[J]. 中国中西医结合外科杂志,2022,28(5):597-602.

[4] 徐飚,司徒红林,刘晓雁,等. 林毅运用中医外治法治疗肉芽肿性小叶性乳腺炎经验介绍[J]. 新中医, 2020,52(14):187-189.

[5] 郑金洲,刘胜,王玉,等. 肉芽肿性乳腺炎分期综合治疗临床经验总结[J]. 辽宁中医药大学学报,2019,21(11):166-169.

[6] 任钰雯,高海凤. 母乳喂养理论与实践[M]. 北京:人民卫生出版社,2018.

第四章 警惕女性健康的“恶魔”

1. 为什么患乳腺癌的人越来越多?

2019年春节我参加了一场高中同学聚会、几场朋友聚会,同学及朋友对我说起他们认识的人里都有得过乳腺癌的。其中一位同学说他身边有3个人得过乳腺癌,包括他的妻子。

谈起这个话题,你是否也有同感:身边的亲友们患乳腺癌的数量愈来愈多了!

乳腺癌看似遥不可及,实则近在咫尺,已成为全世界女性最高发的恶性肿瘤,全球每年以2%的发病增长率升高,真心值得每位成年女性留心观察。国家癌症中心发布的最新数据显示,全国每天约有1万人确诊为癌症;在女性中,乳腺癌的发病率排名第一。我国每年的乳腺癌发病增长率更是全球的2倍,北上广等大城市则更高。2022年我国就有约35万女性被确诊为乳腺癌,约有7万女性因乳腺癌去世。为什么得乳腺癌的人越来越多?

❖ 乳腺癌发病率高的原因

在我国,女性乳腺癌患者的平均年龄为45~55岁,20岁之后,女性患乳腺癌的概率会随着年龄增长不断上升。以下因素都有可能提高乳腺癌的发病率。

肥胖

肥胖是乳腺癌的重要驱动因素。正常人体内，脂肪细胞呈大小不同的类型，而在肥胖者体内，脂肪的主要特性是增大和增多，脂肪细胞的增生使人体产生更多的雌激素，体内雌激素过多会促进乳腺癌细胞的生长和转移。所以人类追求美学上的苗条是有生物学意义的（这里指的苗条是BMI在健康范围的）。平时一定要“管住嘴，迈开腿”，如果健康饮食加规律运动都不能瘦下来，就要去看看是不是内分泌系统出了问题。

劳累

在临床，我印象深刻的是很多乳腺癌患者都是风华正茂的职业女性，她们往往在工作上很成功，有些人甚至还是大企业的一把手或者顶梁柱。在职场忙，在家里忙，每个人都有巨大的压力。很多人都知道，当身体和心理长期承受巨大压力时，身体的免疫系统会受到影响，坚守岗位时会开“小差”，“防”不住癌细胞，给肿瘤细胞可乘之机。

口服雌激素

长期、大量口服避孕药（主要成分为雌激素），绝经后激素替代治疗会增加乳腺癌的发病率。大家要记住，避孕药是通过改变身体激素的水平，来控制排卵的周期或者受精卵着床，以达到避孕的目的；激素替代治疗是指绝经期女性服用雌激素、孕激素，以改善由于两种激素在绝经期猛然下降带来的痛苦。这两种方式短时间、适当剂量都是没关系的，但如长期、大量服用，易使乳腺癌发病率上升。激素替代治疗要在专业医生的指导下进行，很多美容补品也要酌情服用。

晚育

高学历的女性越来越多，高学历意味着学习周期长；忙碌的工作影响社交圈，结果有大量高龄未育女性，这确实无奈。经过至少一次完整的妊娠和哺乳，女性体内的孕激素和雌激素才会平衡，对乳腺的健康才会更有好处。调查显示，从未生育的女性患乳腺癌的危险性比已生育的女性要高出30%。35岁以后再生育的女性，乳腺很可能已经出现了微小病变，这时再怀孕，体内的激素可能发生激烈改变，有可能增加乳腺癌的发病率。

抽烟及喝酒

在WHO国际癌症研究机构的致癌物清单里，烟草内的尼古丁和酒精（乙醇）已经双双稳坐一级致癌物的宝座！

小贴士

长期大量吸烟或者吸二手烟的女性患乳腺癌的概率非常高。喝酒越多，患乳腺癌的风险越大。无论红酒、白酒还是啤酒，只要每天喝3杯（1杯约等于250mL）以上，女性患乳腺癌的风险都会升高30%。

遗传因素

直系或旁系三代以内亲属中如果有人患乳腺癌，那么其患乳腺癌的风险有可能比正常人高2倍。

以上是乳腺癌已经得到证实的致病因素，但都属于可控制的危险因素，即可以通过调整生活方式进行预防。面对越来越高的乳腺癌发病率，正确对待的原则就是：乐观、健康地生活+早发现、早治疗。

❖ 乳腺癌预防宝典

戒烟限酒

吸烟、喝酒不一定会得乳腺癌，但少喝酒并戒烟一定能降低乳腺癌的患病率。除了降低乳腺癌患病率，戒烟限酒还能降低肝癌、肺癌等癌症的发病率。

动起来

减少久坐并多运动有助于保持健康体重，这能大大降低乳腺癌的患病率。规律的运动习惯对增强免疫力有好处，只有免疫系统更强壮，才能“防”得住癌细胞。

不熬夜

研究表明，长期熬夜或者长期上夜班的女性比从不熬夜的人患乳腺癌的可能性高出40%。这里提醒大家，晚上超过11点睡觉就算是熬夜了。

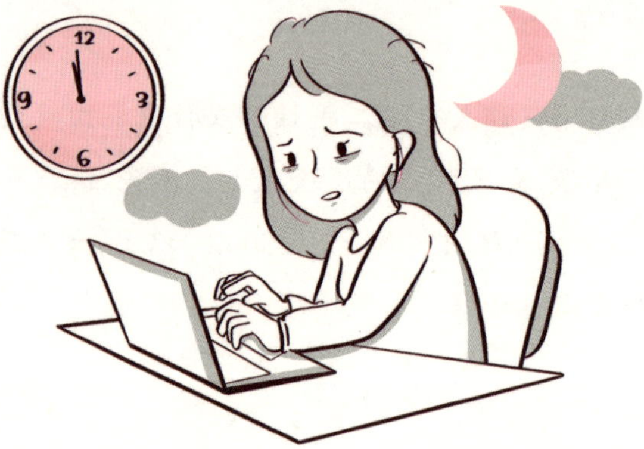

2. 乳腺癌家族有多少个“姐妹”？

不幸患上乳腺癌的朋友，可能都经历过对着病理报告犯迷糊的时候：自己是非特殊性浸润性导管癌，邻床患的是浸润性小叶癌，还有浸润性癌……专业术语看不懂，只知道自己得了乳腺癌中的一种类型，担心自己为什么和别人不一样，是不是自己更严重？

乳腺癌的诊断经历了3个时期：分期、分型、基因。

早期大家对肿瘤认识不多，就以肿物大小、转移情况等来区分早、中、晚期。后来大家对肿瘤的认识水平进步了，免疫组织化学（简称“免疫组化”）可以给肿瘤发“身份证”了，于是就有了分型。

❖ 按病理组织学分型

根据病理组织学分型，常见的有导管内癌、小叶原位癌、乳头乳晕佩吉特病、导管癌早期浸润、小叶癌早期浸润、乳头状癌、髓样癌伴大量淋巴细胞浸润、腺样囊性癌、黏液腺癌、鳞状细胞癌，以及浸润性小叶癌、浸润性导管癌、硬癌、髓样癌、单纯癌、腺癌、大汗腺样癌等，其中后7种预后较差。

❖ 受体类型

除组织学特性不同以外，不同类型的乳腺癌具有不同的生物学特性：是否存在雌激素受体（ER）、孕激素受体（PR）和人表皮生长因子受体2（HER-2）等。

乳腺癌做免疫组化有4个重要的分子标志物：ER、PR、HER-2和Ki-67。乳腺癌可以根据免疫组化的结果分成Luminal型（A、B1、B2）、HER-2阳性型、三阴性。后来对基因的研究取得了一系列进展，肿瘤的各种“身份信息”被进一步标识出来。

病理报告上的“HER-2+++”或者“Fish阳性”，就是HER-2阳性乳腺癌。这类肿瘤细胞比其他细胞表达更多的HER-2蛋白，往往比HER-2阴性的癌细胞具有更高的侵袭性，对化疗的反应一般。所以在靶向治疗问世前，HER-2阳性乳腺癌的治疗效果不理想。这些特征会影响癌症表征和所需治疗方式——在某些病例中，甚至比癌症的组织学更为重要。

❖ 各受体类型乳腺癌的特点

激素受体阳性乳腺癌

大多数类型的乳腺癌（高达70%）ER或PR呈阳性，或两者同时兼有。这类乳腺癌往往发展较为缓慢，侵袭性较小，因此，患者获得长期治愈的可能性较大。这类癌症通常可通过激素疗法（如他莫昔芬和芳香化酶抑制剂）进行治疗。

HER-2阳性乳腺癌

15%~25%的女性乳腺癌患者被确诊为这类乳腺癌。正常乳腺细胞表面若存在过量人表皮生长因子蛋白，就会导致细胞异常生长和分裂，进而导致这类癌症的发生。

三阴性乳腺癌

三阴性乳腺癌没有ER、PR或HER-2受体，通常具有侵袭性，且复发率较高，患者生存率较低。三阴性乳腺癌约占全部乳腺癌病例的15%，并通常影响40岁以下和具有BRCA1基因缺陷的女性。

❖ 分期

早期乳腺癌

大多数（约90%）乳腺癌在乳腺癌细胞仅仅发生于乳房和腋窝的同侧淋巴结时被确诊。Ⅰ期、Ⅱ期或Ⅲ期乳腺癌是可以治愈的，通常可通过手术、化疗、激素治疗或放疗（或结合以上几种疗法）进行治疗。

转移性乳腺癌

转移性或Ⅳ期乳腺癌发生时，癌细胞已从乳腺扩散到身体其他器官或部位，有时也称为继发性或晚期乳腺癌。虽然这类癌症可能在首次诊断时被发现，但通常是由早期乳腺癌复发引起的。虽然这类乳腺癌通常不容易被治愈，但可以通过治疗来延长生存期和提高生活质量。

在乳腺癌治疗前充分明确病理分型、分子分型非常重要。乳腺癌组织的病理分型、分子分型相当于一个“法官”，它可以判决患者的预后生存，对患者该选择什么治疗方案和药物起着“一锤定音”的作用。在乳腺癌“精准治疗”时代，乳腺癌的分子分型就是治疗的“指南针”。

3. 乳房没肿块就是安全的吗?

许多女性平时都会通过自我触诊的方法检查乳房是否有肿块、结节。但大多数人不知道的是,有一种乳腺癌靠单纯触诊乳房是不能被发现的,那就是罕见的隐匿性乳腺癌。

❖ 什么是隐匿性乳腺癌?

隐匿性乳腺癌一般是指以腋窝淋巴结或锁骨上淋巴结转移为首发症状,而临床检查乳房未能触及肿块且影像学检查(包括乳腺彩超、乳腺钼靶等)也不能确定的乳腺癌,同时全身其他部位检查亦未发现原发病灶。然而,随着影像学技术的进步,特别是乳腺MRI的应用,使隐匿性乳腺癌的定义发生了变化。目前多数学者认为,隐匿性乳腺癌是指以腋窝淋巴结或锁骨上淋巴结转移为首发症状,而乳腺影像学(包括乳腺超声、乳腺X线、MRI等)及病理学检查均没有发现原发灶的乳腺癌。

小贴士

隐匿性乳腺癌因其"隐匿"的特点,至今其真正发病率都不甚清楚。2013年,有文献报道隐匿性乳腺癌的发病率为0.1%~0.8%。国内迄今为止较大样本量的病例报道隐匿性乳腺癌的发病率为0.89%。

❖ 隐匿性乳腺癌有哪些临床表现?

由于乳腺病灶比较隐匿,隐匿性乳腺癌患者在检查时很难发现原发病变,临床表现常常缺乏特异性,并且以腋窝无痛性肿大淋巴结为首发症状,但也有一部分患者首先出现颈部淋巴结肿大病灶而就诊。

当淋巴结转移侵犯神经系统时，患者往往会出现局部疼痛或放射性疼痛。有一部分患者会在出现胃肠道转移后出现腹痛、腹胀、食欲缺乏、消化道出血等症状。也有少数患者首发症状为四肢远端（手足端）不适、刺痛感、灼痛感、肌无力等。

❖ 隐匿性乳腺癌应该如何诊治？

隐匿性乳腺癌的诊断目前尚无明确标准，以可疑腋窝肿物为首发症状的患者首先要除外乳腺腋窝部的肿物。腋窝淋巴结肿大的良性病变也有可能是慢性炎症等。因此，我们建议可以先进行充分取材（粗针穿刺、局部切除或切除活检），这样可以对肿物有初步的良恶性判断。必要时需结合病史、体格检查及影像学检查（颈、胸部CT等）寻找原发病灶。

而隐匿性乳腺癌的治疗原则与浸润性乳腺癌基本相同，需要根据患者的具体情况制订合理的治疗方案，既要重视外科手术、放疗等局部治疗手段，又不可忽视化疗、内分泌治疗、靶向治疗、免疫治疗等全身治疗。

乳腺癌术前新辅助治疗的主要目的是降期、保留乳房和提高患者的生存质量。真正意义上的隐匿性乳腺癌患者在乳房是找不到原发病灶的，也就是T0期。有些学者认为术前对恶性肿瘤进行系统性药物治疗对N2～3期或腋窝淋巴结直径>4cm的隐匿性乳腺癌具有一定的治疗价值，不仅可以降低肿瘤活性，缩小阳性淋巴结，减轻手术创伤，降低手术难度，消灭微小转移灶，还可以评估化疗药物的疗效，防止耐药株的形成。

隐匿性乳腺癌确诊后手术方式的选择至关重要。对于乳房腺体的外科处理方式主要包括保留乳房手术+腋窝淋巴结清扫、乳房全切+腋窝淋巴结清扫、全乳放疗+腋窝淋巴结清扫、单纯腋窝淋巴结清扫等。

如果乳房腺体能找到原发病灶或可疑病灶，建议根据指南并结合患者自身意愿选择是保留乳房，还是进行根治性切除；如果乳房腺体确实没有发现原发病灶，可进行全乳放疗。研究表明，接受放疗的隐匿性乳腺癌患者比未接受放疗的患者复发率更低、总生存期更长。

隐匿性乳腺癌是一个系统性、全身性疾病，外科治疗仅是治疗过程中的一部分，不能因为未找到乳腺原发病灶就掉以轻心。术后辅助治疗需要按照同期非隐匿性乳腺癌的治疗指南并结合患者实际情况选择全程内分泌治疗、化疗、靶向治疗和精准的区域放疗，以及生物免疫治疗。

❖ 隐匿性乳腺癌的预后如何？

我们知道，分期是影响乳腺癌患者的重要预后因素，发生远处转移的患者普遍预后较差。一项研究结果显示，25例隐匿性乳腺癌患者5年总生存率为57.8%，低于同期非隐匿性乳腺癌。这可能与隐匿性乳腺癌确诊时已经有腋窝淋巴结转移、临床分期偏晚有关。除此之外，有学者研究发现，腋窝淋巴结转移≥10枚的隐匿性乳腺癌患者与<10枚者相比，总生存期和疾病特异性生存更差。

总的来说，隐匿性乳腺癌发病率低，确诊困难，发生远处转移是影响预后的重要因素。本着早发现、早治疗的原则，我们可以在日常进行乳房自检的时候，除了触诊乳房是否存在无痛性肿物、结节外，还可以顺便检查腋窝、颈部、锁骨上等部位，在检查腋窝时要注意将被检测的一侧前臂外展，另一侧手三指并拢（食指、中指、环指），按照上、下、前、后、深部的顺序先后触诊。一旦触及腋下包块，也不必过度惊慌，请及时到医院就诊，明确诊断。

4. 注射式丰胸与乳腺癌的关系

爱美之心，人皆有之。10年前奥美定注射丰胸的风波延续至今仍“阴魂不散”，在临床工作中经常会遇到曾接受过奥美定丰胸手术的患者，奥美定至今有部分深受荼毒的女性朋友仍蒙在鼓里。丰胸会导致乳腺癌？想用医美“圆梦”请以健康和安全为先，因此有必要给大家科普有关奥美定的知识。

❖ 认识奥美定

关于奥美定的起源，有个很神奇的传说，据说苏联时期的克格勃为了短时间改变自己的容貌，研制出了主要成分为2.5%的聚丙烯酰胺水凝胶物质，通过快速注射可改变容貌。历史不容考证，但后来一家乌克兰公司生产了同样的产品，取了一个好听的名字叫英捷尔法勒，并将其推广到了全世界。据文献报道，这种臭名昭著的注射物在丹麦、意大利、日本、韩国、俄罗斯，当然在中国也广泛存在，其商品名为大众熟知的奥美定。

奥美定的化学名叫聚丙烯酰胺水凝胶，形似果冻，最早发明于乌克兰，2000年传入中国后引起躁动，爱美的姐妹们奔走相告。丰胸、隆鼻、丰臀、打太阳穴……简直是作用多多！

小贴士

奥美定是一种不可吸收的无菌水凝胶，由2.5%～5%的丙烯酰胺单体悬浮在95%～97.5%的水溶液中聚合而成，最初的研究声称它无毒、无过敏、无致畸作用，不会导致严重的纤维化，但后来的研究发现，奥美定注入体内后，会发生分解而产生有毒单体丙烯酰胺，对神经系统、泌尿系统、循环系统等会造成损害。

❖ 注射奥美定的危害

注射奥美定的好景不长，逐渐有人出现各种怪异症状：局部硬结、疼痛、皮肤溃烂、渗漏、血肿、变形、丧失哺乳功能等，甚至患上乳腺癌，给患者造成巨大的心理负担。

奥美定在体内随身体活动和肌肉收缩沿组织间隙渗透蔓延游走，有一定的渗透性，能侵蚀正常组织，引起各部位的疼痛、肿胀；刺激周围组织，导致过敏反应、组织增生而形成硬结；作为备受细菌青睐的培养基，在人体免疫功能低下时升高感染风险；会通过乳汁进入婴儿体内，严重者可引起婴儿脑瘫。更可怕的是，丙烯酰胺会与细胞中DNA上的鸟嘌呤碱基结合，导致遗传物质损伤和基因突变，因而奥美定有细胞毒性，可能导致癌症的发生。

自1996年批准到2006年被国家食品药品监督管理局明令禁止，国际癌症机构已将丙烯酰胺列入2A级致癌物。几十万的爱美女士成了此注射异物的受害者，由于大量非法行医行为的存在，导致其后续效应至今仍存在，很多非法生活美容院、工作室为了个人私利，以奥美定冒充玻尿酸进行注射，导致严重后果。

❖ 奥美定会诱发乳腺癌吗?

很多求美者在乳房注射奥美定后，会一直有一个顾虑：到底会不会诱发乳腺癌？目前没有实质性的证据表明此物质会诱发乳腺癌的发生。

虽然没有更多科学数据证明奥美定和乳腺癌的必然致病关系，但痛定思痛，奥美定进入中国市场的7年里，其副作用给几十万女性造成了严重的身心损害，且影响仍在持续。美丽不容易，且行且珍惜；让美丽在健康、安全的前提下行走，才能令求美者安心、放心。

5. 肥胖与乳腺癌的关系

减肥似乎已成为女性的终身必修课。“三月不减肥，四月徒伤悲”，每年的三月都会激励着需要减肥的人，尤其是爱美女性。其实减肥不光是爱美女性的专利，对于乳腺癌患者，它也是一件势在必行的事。

什么是肥胖？这得世界卫生组织说了算。确认肥胖最简单的常用的指标就是体重指数(BMI)，它的计算方式为体重(kg)除以身高(m)的平方(kg/m^2)，我国人群的标准BMI范围在18.5～24kg/m^2之间，24～28kg/m^2之间为超重，超过28kg/m^2则为肥胖。根据世界卫生组织的标准，大家可以计算一下，达到肥胖指标的人有多少。

❖ 肥胖升高罹患乳腺癌的风险

肥胖不但影响人体的外观，而且严重影响身体健康。多项研究表明，过多的脂肪是导致许多癌症的原因。在过去的10年里，肥胖与癌症相关的证据在不断增长。据统计，肥胖竟然导致14种不同的恶性肿瘤，乳腺癌就是其中之一。肥胖与乳腺癌的这一关系日益受到学者们的重视。

❖ 肥胖增加乳腺癌的诊断难度

肥胖的乳腺癌患者，诊断时的分期较非肥胖者高。有研究统计，其诊断为乳腺癌Ⅲ、Ⅳ期的患者是Ⅰ、Ⅱ期患者的2倍。究其原因为：肥胖者乳房体积大，肿块不易触及，超声检查敏感性降低，这些均导致肥胖患者的乳腺癌首诊延迟、诊断时分期较晚。Ewertz等研究显示，肥胖乳腺癌患者的特点是：发病年龄大，好发于绝经后，原发肿瘤直径大，淋巴结受累多。肥胖乳腺癌患者的肿瘤5年远处转移风险明显升高，而10年远处转移率高达46%。因此，肥胖女性，尤其是绝经后的肥胖女性，严格控制体重可降低乳腺癌发生的风险，定期检查可早期发现乳腺癌，为治疗及手术赢取时间及机会，也可减少术后复发及转移的风险。

❖ 肥胖升高乳腺癌的复发风险

肥胖不仅是乳腺癌的高危因素，而且还可升高乳腺癌复发的风险。因此，正在治疗或治疗已结束的乳腺癌患者，关注自己的体重是日常生活中必不可少的一部分。根据《癌症》杂志上的最新研究，即使接受最佳的治疗，肥胖（即使属于超重但未达到肥胖的标准）可能与最常见类型乳腺癌的高复发风险相关。研究结果显示，多余的脂肪导致激素变化和炎症的形成，一些乳腺癌患者虽经治疗仍会诱发癌症扩散和复发。研究结果表明，肥胖的乳腺癌患者，无论绝经前还是绝经后，其总生存率均比正常体重的乳腺癌患者低，究其原因可能与乳腺癌的类别和采取的治疗不同有关。可见，肥胖与乳腺癌患者生存率之间存在负相关，且受到治疗方式、病理分型、诊断时间等的影响。

❖ 肥胖升高乳腺癌的死亡风险

多项研究表明，肥胖乳腺癌患者的预后较体重正常的乳腺癌患者差，这与肥胖人群乳腺癌的临床特点、病理学及生物学特性相关。

肥胖与乳腺癌的关系密不可分，就像一对孪生姐妹。肥胖不但是乳腺癌的高危因素，而且肥胖给乳腺癌的诊断带来一定的困难，升高了乳腺癌的复发率及死亡率。但肥胖是可控的，只要我们合理锻炼、科学饮食，坚持不懈地努力，不但可以改变自己臃肿的身材，还可以降低乳腺癌的发生风险、复发率及死亡率。

6. 乳腺癌的详细信息决定了预后

大家都知道乳腺癌的诊断、治疗、预后与病理息息相关，以乳腺肿瘤为例，平时做的钼靶、超声和磁共振，拿到的是影像学报告，而不是病理报告。病理报告是针对活检标本或者手术标本的报告，这是患者最终诊疗的依据。乳腺癌术后的病理报告是治疗过程中最重要的部分，也是乳腺癌诊断的金标准。

许多患者拿到乳腺肿物的病理报告都一头雾水，这些“+”或“-”是什么意思？病理报告到底该怎么解读？我常常叮嘱乳腺癌患者：这几个加号、减号、数据就像你的出生时间一样，要永远牢记，它会一直陪伴着你，以后每次复查，医生都有可能会问你。

❖ 免疫组化是什么？

通俗来讲，免疫组化就是把乳腺癌组织中的癌细胞放大到分子水平，看看哪些跟别的细胞不一样，有的癌细胞表面会表达一些别的细胞没有表达的受体蛋白，有的癌细胞所产生的某种蛋白比正常细胞多出很多倍……

免疫组化的原理是用标记抗体寻找组织中的抗原，来检测组织细胞中的化学成分。经过染色后的切片由病理医生在显微镜下进行判读，计算阳性细胞百分率和强度。免疫组化是乳腺癌病理检查中不可或缺的基本方法。在组织和细胞形态学的基础上，增加免疫组化，可丰富肿瘤信息，为临床治疗提供依据，并预测治疗效果。

❖ 乳腺癌常见免疫组化及意义

通常乳腺癌的病理报告单上有ER、PR、HER-2和Ki-67等信息，通常根据这4个我们把乳腺癌分为4种类型。不同类型的乳腺癌治疗方案是不一样的，如激素受体阳性乳腺癌需要内分泌治疗，通常加号越多、数字越大代表内分泌治疗效果越好；而HER-2阳性乳腺癌要考虑靶向治疗了；ER、

PR、HER-2都是阴性的乳腺癌，就是我们常听说的三阴性乳腺癌，化疗是主要的全身治疗方法；若HER-2不能确定阴阳性，就要进一步做FISH试验以确定是否为阳性。

癌细胞增殖的过程中有分裂、合成期和静止期，分裂、合成期时癌细胞表达一种蛋白，被德国Kiel大学研究人员发现编号为67，所以称为Ki-67。但癌细胞处于静止期时癌细胞不表达Ki-67，因此，临床以Ki-67的百分比表示肿瘤增殖快慢。增殖快的肿瘤恶性程度高、预后差，也提示化疗的效果可能好一些。乳腺癌患者的Ki-67常以≤14%为低值，>14%为高值，也是Luminal A型与Luminal B型划分的依据。

❖ 乳腺癌其他免疫组化及意义

AR代表雄激素受体，三阴性乳腺癌AR阳性的患者可使用恩杂鲁胺（雄激素受体抑制剂）。E-cadherin、P120这两项免疫组化常用于鉴别乳腺浸润性导管癌和乳腺浸润性小叶癌。我们把癌细胞想象成一个苹果，最外层的果皮是细胞膜，中间的果肉是细胞质，最内层的果核是细胞核。E-cadherin、P120在乳腺浸润性导管癌的肿瘤细胞膜上表达，相当于在浸润性导管癌中，在“果皮”的部位出现了阳性。

浸润性小叶癌中，E-cadherin蛋白功能受损，使得肿瘤细胞黏附、松散，肿瘤细胞E-cadherin蛋白表达异常（阴性、表达减弱或者不完整、染色定位发生改变）。如果缺乏E-cadherin蛋白会导致细胞质内P120蓄积，在核周的细胞质出现着色。细胞质阳性可以理解为“果肉”的位置出现了着色。

7. 乳腺癌会遗传吗?

有一次清晨查房时看到一位40岁的年轻妈妈正在伤心哭泣,问道:“是因为今天要手术太害怕吗?”她过了一会儿才控制了情绪说:“网上说乳腺癌是一种会遗传的病,想到生了这个病会连累女儿,心里害怕极了,女儿才12岁,是我生命的全部。”我轻轻拍了拍她的肩膀说:“绝大多数乳腺癌是不遗传的,90%是散发型的乳腺癌,跟遗传基因没什么关系;10%左右的确有遗传风险,从比例上来说是少数。”

❖ 母亲患癌,女儿一定会患吗?

从流行病学来说,如果母亲患乳腺癌,那么女儿患乳腺癌的风险比一般人群高2倍。如果家里有2人患乳腺癌,那么有这一血缘关系的人,患乳腺癌的风险比一般人群高4倍。

具体来说,是不是母亲患乳腺癌,女儿患乳腺癌的风险就一定升高,还要做相关的遗传基因检测。

如果检测结果很好,没有相关的遗传基因突变,那么女儿就可以“摘帽”了。她的患癌风险实际和一般人群是一样的。

小贴士

如果确定患者有相关的遗传基因突变,而且是致病性的基因突变,那么乳腺癌患者女儿患乳腺癌的风险是升高的,需要做相关的密切随访或者相应的干预性治疗,比如干预性的药物治疗或手术治疗,具体要咨询相关的遗传学专家和乳腺专业人士。

❖ 什么样的乳腺癌会遗传?

“家族中有乳腺癌患者,对其他家庭成员的患病率会有怎样影响?”“怎样可以预防乳腺癌?”下面让我为你拨开迷雾。

乳腺癌和大多数恶性肿瘤一样,都是由环境因素和遗传因素的共同作用而发生的,遗传性乳腺癌在所有乳腺癌中所占的比例为5%~10%,只占所有乳腺癌的一小部分,不同分子分型的乳腺癌其遗传性也有一定的差别,如三阴性乳腺癌的遗传概率最高,约为10%;而HER-2阳性乳腺癌的遗传概率最低,为2%。

这里需要强调的是,我们说的“遗传”并不是遗传了乳腺癌这个疾病,而是遗传了乳腺癌的“易感性”,换句话说,乳腺癌不是一种不可避免的遗传性疾病,乳腺癌患者的亲属不一定会得病,只是比一般人群的风险要高。如果一个女性的母亲或姐妹在绝经前患乳腺癌,那么她患乳腺癌的风险将是一般人群的6倍,乳腺癌患者的子女患乳腺癌的平均年龄约比一般人群提前10年。

那么如何判断乳腺癌患者的亲属是否遗传到了这种“易感性”呢?这里说的“易感性”实际指的是会导致乳腺癌患病风险升高的致病基因。就像安吉丽娜·朱莉那样,做一个基因检测就知道了,比如安吉丽娜·朱莉携带的BRCA1基因突变会升高她患乳腺癌、卵巢癌的风险,但并不代表一定会患病。

❖ 怎么确定乳腺癌的遗传概率?

如果母亲患乳腺癌,建议女儿在20岁以后心理状态相对成熟的情况下做BRCA1/2基因检测。也可以到专门的“遗传咨询门诊”寻求相关指导,乳腺癌患者的遗传咨询已经明确被乳腺癌筛查及治疗指南所推荐。乳腺癌的基因检测除了对患者的治疗起关键作用,对于患者家庭成员的肿瘤防治也非常重要。预防大于治疗。

8. 读懂自己的“生命手册”

2006年美国遗传咨询协会提出一个概念:遗传咨询的过程,是在帮助更多人读懂自己的“生命手册”。遗传咨询是咨询医生和咨询者就其家庭中遗传病的病因、遗传方式、诊断、治疗、预防、复发风险等所面临的全部问题进行讨论和商谈,最后做出恰当的对策和选择,并在咨询医生的帮助下付诸实施,以达到最佳防治效果的过程。

说起安吉丽娜·朱莉,大多数人都不陌生。2015年,她被评为“全球最受尊敬女性”,因为她不仅在演艺事业上有所建树,而且还做了一件很多女性不敢想、不敢做的事情——放弃两个最有女性特征的器官。

2013年,她通过基因检测查出自己是BRCA1基因的携带者,为了降低自己的患病风险,安吉丽娜·朱莉先后切除了双乳乳腺、卵巢和输卵管。“我妈妈曾抗击癌症接近10年,但56岁还是因病去世了……我的选择让我的乳腺癌患病风险从87%下降至5%,我可以告诉我的孩子们,他们不用再担心因乳腺癌而失去他们的母亲了。”安吉丽娜·朱莉在《我的医疗选择》中说道,“我选择不把我的故事保密,是因为有很多女性朋友不知道她们可能生活在癌症的阴影之下。我希望她们也能够得到检测基因的机会,如果患病风险也很高,希望她们可以有充足的时间去选择。”安吉丽娜·朱莉在手术之后,选择公开自己的事迹,希望能够以自己公众人物的身份,呼吁更多女性关注自己的乳腺健康,做到早发现、早预防。

安吉丽娜·朱莉因为BRCA1基因突变,选择了切除手术来降低患病风险。普通人群若是查出一次易感基因突变应该怎么办?有基因突变就一定会患癌吗?安吉丽娜·朱莉使得更多人在开始关注乳腺健康的同时,也将BRCA基因检测带入了大众视线。

1990年,研究者发现了一个与遗传性乳腺癌相关的基因,将此命名为乳腺癌1号基因(简称“BRCA1”);1994年,研究者发现了另一个与遗传性乳腺癌相关的基因,将其命名BRCA2。BRCA1和BRCA2是两种重要的抑癌基因，在DNA的同源重组修复机制中扮演重要角色。目前大家对遗传性乳腺癌的致病基因了解最多的就是BRCA1和BRCA2，其突变携带者的终身患癌风险可高达60%~70%。这两个基因在乳腺癌遗传易感相关基因突变中占50%左右。除此之外，研究者也发现了越来越多与遗传性乳腺癌相关的致病基因，如TP53、PTEN、CHEK2、PALB2、ATM等，这些基因大多属于同源重组修复缺陷(HRD)基因，同BRCA1/2的功能类似，参与维持基因组的未定型，如果发生突变，同样会升高乳腺癌的患病风险。

在查出乳腺癌遗传易感基因突变后，人们通常会更加关注自身的乳腺健康。而基因检测的阳性结果只与乳腺癌有关吗？是否还需要关注其他疾病？关注其他疾病的意义大吗？相比一般人群，BRCA1/2携带者患乳腺癌、卵巢癌的风险升高了10~20倍，是一次性乳腺癌-卵巢癌综合征的致病基因。不仅如此，其还会升高胰腺癌、男性乳腺癌、前列腺癌等的患病风险。中国人群乳腺癌患者携带BRCA1/2突变的比例是3.9%，有家族史的人群突变比例可达16.9%，年轻(50岁以下)且具有家族史的人群，这个比例则高达20%。

❖ 遗传癌症综合征的风险因素

- 发病年龄早(如乳腺癌、结肠癌、子宫癌发病年龄≤50岁)。
- 同一家族的多名家族成员患有相同的癌症。
- 一种由单一基因突变引起的癌症群集。
- 单个个体的多发性原发性肿瘤(如乳腺癌和卵巢癌)。
- 种族(如犹太血统的乳腺癌-卵巢癌综合征)。
- 癌症和肿瘤的少见表现(如男性乳腺癌、甲状腺髓样癌、视网膜母细胞瘤、皮质癌和腺癌)。

参考文献

[1] 中国抗癌协会乳腺癌专业委员会.中国抗癌协会乳腺癌诊治指南与规范(2021年版)[J].中国癌症杂志，2021，31(10):954-1040.

[2] 宋阳,刘丽阳,李凤虎,等.贵州省720例乳腺癌HER-2的表达情况及抗HER-2治疗的回顾性分析[J].中国癌症杂志,2017,27(11):884-889.

[3] 中国抗癌协会国际医疗与交流分会，中国医师协会肿瘤医师分会乳腺癌学组.人表皮生长因子受体2低表达乳腺癌临床诊疗共识(2022版)[J].中华肿瘤杂志，2022，44(12):1288-1295.

[4] 蒋莉,田廷伦,钟晓蓉,等.单中心25例隐匿性乳腺癌的临床病理特征及预后分析[J].肿瘤预防与治疗,2017,30(3):186-190.

[5] SHEN Haoyuan，HU Chaohua ，HAN Yuntao, et al. The exploration of clinical pathological characteristics and the diagnosis and treatment strategy of 56 patients with occult breast cancer[J]. *CHINA ONCOLOGY*, 2018, 28(6):429-434.

[6] S Ono, R Ogawa，H Hyakusoku. Complications after Polyacrylamide Hydrogel In - jection for Soft-Tissue Augmentation[J]. *Plastic Reconstructive Surgery*, 2010, 126 (4):1349-1357.

[7] Jemal A, Bray F, Center MM, et al. Globalcancerstatistics[J]. *CA Cancer J Clin*, 2011, 61(2):69-90.

[8] Flegal KM ，Ca~oll MD ，Ogden CL, et a1. Prevalence and trends in obesity among US adults, 1999-2008[J]. *JAMA*, 2010, 303(3):235-241.

第五章

执剑在手——了解识别“恶魔”的工具

1. 发现乳腺疾病的“三板斧”

对于乳腺癌患者来说，肿瘤发现得越早，有效治疗和长期生存的可能性就越大，因此，尽早确认肿瘤的性质非常重要。到底哪种检查能更好地确定结节的性质？不同的检查方式有哪些区别与优势？发现乳腺疾病的“三板斧”主要是哪些？下面就让我们一探究竟！

❖ “第一板斧”：钼靶——钙化查杀小能手

钼靶也就是乳腺X线，检查中会用钼靶板挤压乳腺，释放X线，以此来反映正常腺体、脂肪组织和乳腺肿块的不同密度。钼靶对于恶性钙化灶的检出率具有非常大的优势，因此在以钙化灶为首要表现的乳腺癌患者中，钼靶是重要的检查手段。但乳腺的钙化点也并不都指向乳腺癌，很多女性都有1个或以上的钙化，且大多数是良性病变。

钙化表现为以下两种情况：一是微小的、不规则的钙化，称为微小钙化，常与乳腺癌相关，需活检；二是粗糙的、大的钙化，称为粗大钙化，通常预示着良性病变，例如老化、外伤或良性的肿瘤（如纤维腺瘤）。需要补充的是，服用钙片或者钙剂补充剂治疗与钙化点的出现没有关系。

钼靶的优点是分辨率高，可发现微小的钙化灶，不受身材胖瘦影响；缺点是有放射性，不宜在短时间内频繁进行，不适合处于经期的女性，对致密型乳腺判断不准确。2022年《中国乳腺癌筛查与早期诊断指南》建议，推荐40～69岁女性使用乳腺X线摄影进行乳腺癌筛查，建议每2年1次。

检查注意事项

- 最好带着以前做的钼靶片及其报告，以便与新的进行比较。
- 检查时间最好为月经来潮后的7～10天。
- 摄片前请不要在腋下及乳房表面使用除臭剂、止汗剂、粉底、乳液、面霜、香水等物品。除臭剂及粉底中的金属颗粒可能会在摄片中显影，继而影响读片。

小贴士

值得一提的是，乳腺的致密性（可理解为乳腺的密度）会影响钼靶检查的准确性，年轻患者的乳腺常常更致密，容易判断不准确。也因此，大多专家都建议40岁以下的年轻女性首选乳腺彩超进行筛查。

❖“第二板斧”：彩超——排除钼靶无法测出的肿瘤

在国内，对于许多初次发现乳腺肿瘤的患者，彩超是首选的排除性检查方法。美国放射学院影像网多中心临床研究结果显示，乳腺钼靶检查+超声检查的诊断准确率为91%，单独乳腺钼靶检查的诊断准确率为78%。

乳腺彩超主要是鉴别女性乳腺肿块的性质，显示乳腺内部的细微结构，帮助排除钼靶检测无法测出的肿瘤。通常囊性肿块并非恶性，不需要进一步筛查，除非囊肿性质较复杂才进行穿刺活检，而如果肿块是实性的，又表现得比较可疑就需要进一步检测了。

彩超的BI-RADS肿块分级对诊断乳腺良恶性疾病提供了规范、统一的专业术语和评估分类标准，但在超声检查中，不同医生对于超声征象的判别存在差异，会造成评估分类的不准确。2类和5类比较容易评估；3类和4类的判别在不同医生之间则存在较大差异，易出现良恶性判断的混乱。

乳腺彩超的优点：操作相对简单、价格低廉、无辐射，可针对可疑病变进行多次动态随访；在鉴别囊实性病变、评估致密乳腺、评估腋窝淋巴结上优于乳腺钼靶；可观察血流信号。缺点：对检查者的技术要求高；对微小钙化检出率低。2022年《中国乳腺癌筛查与早期诊断指南》建议，在有组织的乳腺癌筛查项目中，采用超声检查与乳腺X线摄影筛查结合的筛查方式；在年轻女性或者乳腺组织致密的女性群体中，采用超声筛查；在乳腺X线摄影筛查不可行的情况下，采用超声筛查；具有一般风险的女性可每2年1次接受超声筛查，具有高危风险的女性，可每年1次接受超声筛查。

检查注意事项

- 检查前不需要特殊准备，如怀疑有纤维囊性乳腺病，建议在月经期后3～7天进行检查。
- 检查前避免挤压乳头，避免进行乳腺导管造影和穿刺活检。
- 检查时患者处于仰卧位，上臂外展上举，充分暴露乳房及腋窝，检查外上象限时辅以侧卧位。
- 检查范围包括双侧乳腺及双侧腋窝，如怀疑乳腺癌腋窝淋巴结转移，需检查同侧锁骨上区。

❖ "第三板斧"：磁共振——高敏感性的双刃剑

磁共振具有很好的软组织分辨率且没有放射性损伤，可发现临床钼靶和超声检查不到的乳腺癌。同时，磁共振的三维成像也可使病灶呈现得更直观、定位更准确，敏感性也更高。

研究发现，磁共振、乳腺钼靶、彩超对乳腺癌的检出率分别为92.68%、79.27%、73.17%。这一结果充分显示，与乳腺钼靶、彩超相比，磁共振对早期乳腺癌的检出率较高。需要注意的是，敏感性高也是一把双刃剑，磁共振的假阳性比例也不低，为了避免非必要手术，对可疑病灶专家组仍然建议先进行穿刺活检，明确肿物性质再进行后续治疗。

乳腺磁共振的优点：敏感性极高，三维立体观察病变，无电离辐射，可检出多中心、多病灶病变。缺点：假阳性率高（将非乳腺癌诊断为乳腺癌），检查时间较长、价格高、检查禁忌多(有心脏起搏器等金属植入物、幽闭恐惧症、造影剂禁忌等不能进行磁共振检查)。2022年《中国乳腺癌筛查与早期诊断指南》建议,乳腺磁共振检查可用于分期评估,以确定同侧乳腺肿瘤范围、多灶及多中心性肿瘤,或在初诊时筛查对侧乳腺肿瘤。这能帮助医生了解肿瘤情况,以制订手术计划、评估治疗效果、判断是否能进行保乳手术。

检查注意事项

- 尽量避免在月经前进行检查,因为月经前乳腺组织会有充血及水肿,局部血运比较丰富,所以血流信号相对较好,容易干扰正常结果。妊娠期间建议尽量不进行乳腺磁共振检查,特别是增强磁共振检查,其所用的造影剂可能会对胎儿造成影响。
- 检查过程中不能佩戴装饰品,特别是金属装饰品,在磁共振检查时可能会出现伪影,进而造成对结果的错误评判,所以检查前患者要将身上的装饰品取下。
- 进行乳腺增强磁共振检查时,个别患者对造影剂过敏,需要及时告知医生并进行处理,以免发生生命危险。

以上就是乳腺癌检查的相关内容,不论是X线还是彩超、磁共振,一检测到恶性可能性较大的肿块,大多数患者都会选择穿刺或者手术的方式确定肿块性质,把癌细胞扼杀在萌芽中,这对后期的预后也更好。

2. 乳腺肿块穿刺活检是什么？

乳腺癌是女性中最常见的恶性肿瘤，近年其发病率呈上升趋势。提高早期乳腺癌的诊断率和检出率将直接影响乳腺癌治疗的效果和5年生存率。

目前乳腺肿块主要是通过体格检查、彩超、钼靶来发现，可是这些检查依据都有其局限性，对乳腺肿块良恶性的鉴别诊断还存在一定程度的困难。而超声引导下穿刺活检术是一种微创的手术，操作简单，能明显提高肿瘤良恶性的诊断率和检出率。

❖ 乳腺活检非常重要

临床筛查乳腺癌的主要手段就是超声检查。利用超声检查，即在高频探头下产生高分辨图像，清楚反映病灶内的结构特征，提供有价值的血流信息，可判断乳腺肿块的良恶性，在乳腺肿块诊断中有极高的应用价值。

然而，对于早期肿块不大的乳腺癌患者而言，超声声像图没有特异性变化，同时良恶性肿块的声像图会有交叠现象，比如癌前病变，小乳腺癌会有边界不明、回声不匀称的现象，甚至部分小乳腺癌的血流信号偏差或有丰富的血流信号产生，增加鉴别诊断乳腺肿块良恶性的难度，这就导致超声检查受到制约，尤其是乳腺肿块前期，有较高的误诊率。

小贴士

对于患者体内的乳腺小肿块，超声引导下穿刺活检可以对其展开较好的检测与分析，协助医生在乳腺癌前期就确诊疾病，这对于乳腺癌的发现与治疗有着极为重要的意义。

❖ 活检手术前后的准备

活检手术前，患者要接受常规抽血检查，即血常规、凝血四项、术前检查四项（乙肝、丙肝、梅毒、艾滋病的血清相关病原学检查）。

通过超声定位，对乳腺肿块的尺寸、位置、形状、深度、内部回声与四周情况进行细致观察，依据超声评估结果，实施乳腺BI-RADS分类，在分类基础上实施穿刺活检。

手术时，患者取仰卧体位，医生穿刺位置皮肤进行消毒，在皮肤四周铺盖无菌巾，用探头明确肿块部位，在恰当体表标记进针位置。使用2%利多卡因对乳腺实施局部麻醉，对探头位置与方向进行适度调整，以清楚显示病变肿块，让穿刺引导线直接穿透活检位置，对探头进行固定。通过超声引导，慢慢将针推送到病变位置；然后把活检枪按钮激发，枪响后快速把穿刺针拔出，一边退针，一边将组织芯退出，把提取的肿块组织放到无菌滤纸片上，观察肿块组织质量有无达到要求，然后把提取的组织放到无菌瓶内，放入10%甲醛液固定并送去病理科检测。

小贴士

手术后需要对穿刺部位按压5～10分钟，然后进行包扎，结束手术。观察30分钟后如未发现血肿等异常，医生则会让患者离开，并嘱患者自己观察穿刺部位，如有异常随时到医院就诊。

❖ 超声引导下穿刺活检的优势

- 操作直观、简便、安全，针具快速在组织中获取标本，能有效减少并发症的发生。
- 对较小的乳腺肿块能提高早期乳腺癌的检出率，明确病理性质。
- 有利于明确肿块性质，对进一步制订治疗方案提供循证医学依据。
- 对良性病变患者给予心理疏导，避免过度治疗的发生。
- 14G活检针提供定性诊断较细针可靠，原位癌也可明确诊断。

❖ 穿刺会导致癌细胞扩散吗?

听说穿刺会导致癌细胞扩散,这是真的吗?这是大家都感到困惑的问题,但其实是谣言。接下来跟着我来一起了解真相吧!

肿瘤一旦穿刺,癌细胞会跑到身体其他部位造成扩散吗?相信很多患者都有同样的困惑。很多患者担心针吸穿刺会使癌细胞扩散到身体其他部位而拒绝进行穿刺活检,或者穿刺后担心不已。大家的担心到底有没有道理?

针对这个问题,国外曾有专家将1990—2008年5369例进行过穿刺活检的乳腺癌患者的数据进行分析,发现针道肿瘤细胞的检出率为22%,但局部复发率并没有因此增加。这又是为什么呢?因为机体的免疫系统会很快地将它们杀灭。另外,目前国内外研究并未证实针吸穿刺会导致癌细胞通过血道扩散到身体其他部位。

小贴士

穿刺并不会引起癌细胞的扩散、远处转移,其是目前的常规检验手段。病理检查才是疾病确诊的金标准,其他检查如血液生化、影像学检查只是辅助手段,只能得到“疑似”“大概的结果”,穿刺检查具有其他检查无法替代的检查价值。通过病理检查确诊后,医生才能根据分型结果更好地指导治疗,找到最适合患者的治疗方法。所以大家不要担心,也不要有这种顾虑,积极配合医生进行穿刺吧。

3. 基于液体活检循环肿瘤细胞与循环肿瘤DNA的微小残留疾病检测临床应用

2015年1月30日，时任美国总统奥巴马将“精准医学计划”列为基本国策。2015年*N Engl J Med*刊文将精准医学定义为“基于患者遗传学、生物标志物、表型特征或社会心理特征，对患者进行个体化治疗，其目标是改善患者的临床疗效，并尽量减少不必要的不良反应”，体现了准确详细了解患者遗传学信息的重要性。

肿瘤诊疗是目前精准医学的工作重点。乳腺癌作为女性发病率首位的恶性肿瘤，在精准医学研究中占据重要地位。近年来，伴随乳腺癌分类治疗理念的进步，充分掌握患者肿瘤遗传信息已成为指导临床实践的关键。

微小残留疾病（MRD）检测和监测对于实体瘤患者的管理仍然是一个巨大的挑战。根据肿瘤类型和分期的不同，相当多的癌症患者在原发肿瘤切除后5年内发生转移。在ER阳性乳腺癌中，经过5年的辅助内分泌治疗后，乳腺癌复发从5年到20年间持续稳定发生。这些乳腺癌患者中，有很大一部分具有隐匿性微转移或MRD，在初始治疗后持续存在，这是随后远处转移复发的潜在来源。早期识别单个患者的MRD具有高度挑战性，为了实现这一目标，实时高灵敏性的液体活检（LB）非常有前途，并为解决这一问题提供了巨大的潜力。

❖ 什么是液体活检？

众所周知，目前诊断肿瘤的金标准是病理切片检查，切片的组织来源多为手术活检和穿刺活检。传统肿瘤组织病理学活检存在创伤大、难以重复取材的缺点；而液体活检，顾名思义是通过液体标本进行诊断分析的检测方法来检测肿瘤或转移灶释放到血液中的细胞。液体活检主要检测对象包括循环肿瘤细胞（CTC）、循环肿瘤DNA（ctDNA）、外泌体等，检测标本包括外周血、尿液、唾液、胸腹腔积液等，肿瘤诊治是其主要应用领域。

小贴士

以CTC、ctDNA检测为代表的液体活检技术受到临床医生的高度重视，是一项突破性技术，有望成为补充或替代传统组织学活检的新兴检测手段，成为精准医学时代乳腺癌诊治的重要工具。

❖ 什么是循环肿瘤细胞和循环肿瘤DNA碎片？

CTC或ctDNA碎片是指已从原发肿瘤中脱落并进入血液循环的癌细胞或DNA，是目前临床开展较多的液体活检。它们是肿瘤转移的“种子”，能在其他组织器官落地生根并形成新的肿瘤。虽然在其转移的过程中，大部分已经被机体的免疫系统所拦截并消灭，但还是会有一部分能够生存下来，并且有可能形成转移灶，因此这类存在于血液系统中的肿瘤细胞是值得我们关注和警惕的。

❖ 液体活检的作用

肿瘤转移是恶性肿瘤最主要的死因之一，肿瘤转移使癌细胞散播到其他部位，使得治疗难度增加，同时也使治疗的失败率上升。因为不同部位的肿瘤对药物的敏感性和治疗效果有所不同，治疗难度和治疗费用都会随之增加。

肿瘤转移往往是癌症恶化的标志，大部分癌症患者的死亡都是由于肿瘤转移所致。液体活检CTC为肿瘤早筛早诊、伴随诊断、预后评估、疗效监测、耐药评估、用药指导及术后复发转移风险评估的规范化应用提供指导。尽管CTC数量很少，但它们的重要性在于可通过血液循环在全身范围内传播，从而在远处组织形成转移灶，这是肿瘤治疗中最具挑战性的问题之一。因此，对CTC的研究对于预防和治疗癌症具有重要意义。

❖ 液体活检的优缺点

液体活检的优势在于通过非侵入性取样以降低活检对机体的危害。液体活检技术具有微创或无创、易重复采集、克服了肿瘤异质性、可多次取样、可动态实时监测、有高灵敏性和特异性的优点。

液体活检可以帮助医生了解患者体内肿瘤的状态和扩散情况，通过对CTC的检测，医生可了解患者体内肿瘤的分子特征和变异情况，为精准医学的实现提供基础。在肿瘤早期诊断、病情监测、指导制订合理的个性化治疗方案、预后评价、定期检查以减少肿瘤转移的风险、提高治疗的成功率方面具有良好的应用前景。AJCC第8版乳腺癌分期系统推荐利用Cell Search检测乳腺癌CTC，并定义晚期乳腺癌外周血CTC≥5个/7.5mL，早期乳腺癌外周血≥1个/7.5mL提示预后不良。但CTC检测目前仍存在缺陷，包括检出率低、局限在细胞计数层面，以及由于CTC之间存在异质性所反映的肿瘤分子特征和提供的遗传学特性不足等问题。

虽然液体活检已经被临床广泛应用，但还是存在很多局限性。首先，液体活检尚不能用于肿瘤早筛。早筛是指对肿瘤的预测及早期肿瘤的检查。因为只有当肿瘤生长到一定阶段后，CTC或者ctDNA进入血液，才能通过液体活检的方式检测出来。而此时，肿瘤往往已经生长到一定规模，不再是早期肿瘤了。其次，液体活检技术不是传统检查的替代技术。肿瘤的初步诊断、确诊和疗效评估，应根据实际情况，结合影像、肿瘤标志物、液体活检等检查方式综合判断。液体活检在一定程度上解决了传统技术的部分局限性，但尚不足以替代传统检测技术。

在乳腺癌的早期阶段，血浆中的ctDNA水平往往很低，这就使得ctDNA在乳腺癌早期诊断中的使用受到了限制。

关于ctDNA对乳腺癌的早期筛查，目前还缺乏足够多的循证医学证据，未来我们也将持续关注。

4. 人工智能诊断乳腺癌是否可行?

关于乳腺癌的筛查,你的观念还停留在手动看片筛查吗?那你可能落后啦!由于传统的乳腺X线摄影检测和病理检查存在诊断时间长、诊断准确率低等问题,导致检查时间和费用上的增加,因此医学界也在不断改良乳腺癌的筛查方式。在过去的几年里,随着人工智能(AI)技术的发展,这种技术已经走进了医学领域,也成为提高乳腺癌筛查准确率的新工具之一。下面就带大家了解一下AI是如何筛查乳腺癌的吧。

❖ 传统的筛查方法

在了解AI之前,我们首先了解一下目前常用的乳腺癌筛查技术有哪些。

常用的乳腺癌筛查技术

乳腺自检	这是一种简单易行的方法,通过触摸乳房来检查是否有肿块、硬块、疼痛、肿胀等异常症状
乳腺X线摄影(钼靶检查)	这是一种常规的筛查方法,通过乳腺X线影像来检查是否有乳腺癌的病变
乳腺超声	使用超声波来检查乳房和乳头,可检测出小的肿块和囊肿
乳腺磁共振(MRI)	MRI可显示更为详细的图像,检测到较小的病变
乳腺活检	这是一种检查乳腺细胞的方法:通过从乳房中取样进行细胞检查,可确定是否有癌细胞

需要提醒的是,这些筛查方法的精确性和准确率有一定的局限性,往往需要结合医生的指导和平时的自我观察,以及必要时多种检查手段的综

小贴士

由于AI技术具有高度准确、迅速和敏感的特点，它可帮助医生快速、准确地诊断乳腺癌，从而为患者提供更好的治疗方案。此外，AI技术可快速分析大量数据，因此它可帮助医生预测患者的乳腺癌发展趋势，以便及时进行有效的治疗。

合使用来提高乳腺癌的检出率。

❖ AI技术在乳腺癌筛查中有何优势？

简而言之，AI筛查的两大优势一方面是“准确”，另一方面是“高效”。

使用AI技术进行乳腺癌筛查，相当于找到了一个“阅片无数”的高手，它看过成千上万的病例，可快速地检测乳腺X线摄影图像中的异常区域，并在大规模数据中找到癌细胞的迹象，可大大提高检测的准确性。AI技术在乳腺癌筛查方面的优势在于其提高了准确性、可靠性和医疗效率。

❖ AI是如何帮助筛查乳腺癌的？

AI帮助筛查乳腺癌的主要方法是计算机视觉和深度学习技术，它“火眼金睛”，可以快速识别X线、MRI和超声影像，并可深度学习识别肿瘤的形态和特征，并将它们“揪出来”。

具体来说，AI技术可通过使用深度学习神经网络对影像特征进行提取和分类，来提高乳腺癌的筛查准确性。训练好的深度学习神经网络能检测和区分不同的影像特征，精准地识别乳腺癌、良性肿瘤和正常组织，并且给出乳腺肿块的大致区域、大小、位置等信息。

这种技术不仅能加速乳腺癌的诊断过程，减轻医生的工作压力，还可减少误诊和漏诊。实际上，AI技术还可利用已有的乳腺癌诊断数据来训练模型，并帮助医生快速进行预测和诊断。

AI不仅能提高乳腺癌的筛查准确性，而且还能帮助医生在不断变化的医学领域中更新和改善诊断方案。此外，AI技术在乳腺癌筛查方面的应用还包括使用自然语言处理技术来识别和抽取病历的关键信息及进行自动化数据提取，这种技术可帮助医生快速收集和分析乳腺癌诊断所需的数据，从而提高筛查的效率和准确性。

尽管AI技术在乳腺癌筛查方面的优点是显而易见的，但它也存在一些不足。例如，AI技术可能导致漏诊，与医生可能的捕获率不同。AI诊断结果需要经过专业的医生审核和对比。因此，AI技术需要不断更新和改进，以便更好地满足乳腺癌筛查的需求。

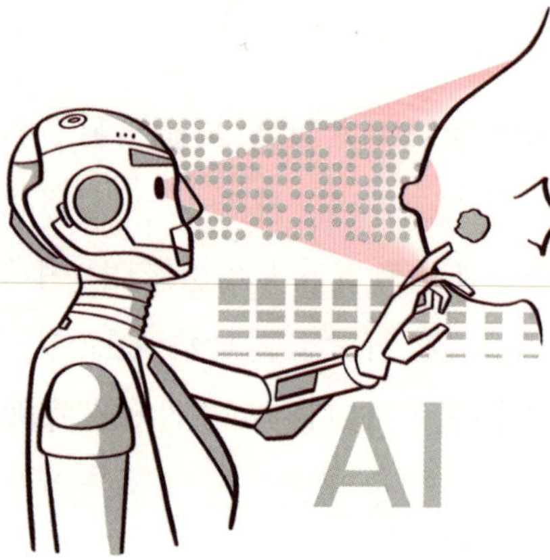

总的来说，AI技术在乳腺癌筛查和诊断方面的应用已成为医学上的热门研究领域。随着新的AI模型如ChatGPT、DeepDeek的不断出现和升级，AI技术将进一步提高诊断准确率，从而更好地改进医学实践，为患者提供更好的服务。

5. 验血就能发现癌细胞吗?

在肿瘤治疗的过程中,经常会听到一个名词——肿瘤标志物,肿瘤标志物是伴随所有肿瘤患者治疗过程中的必查项目,为病情诊断、转归带来实时指导。

❖ 什么是肿瘤标志物?

肿瘤标志物是指恶性肿瘤在发生、发展过程中,由机体对肿瘤细胞做出反应或者由肿瘤细胞直接合成、分泌而产生的一种具有生物活性的物质,正常细胞中含量很低或不存在的特异性物质。

❖ 肿瘤标志物的类型

肿瘤标志物的类型

类别	肿瘤标志物
胚胎类抗原类	癌胚抗原(CEA)、甲胎蛋白(AFP)等
糖类糖蛋白抗原类	糖链抗原199(CA199)、CA125、CA153、CA724、CA50、CA242、SCC、细胞角蛋白19片段抗原(CYFRA21-1)等
酶及蛋白类	TPA、前列腺特异性抗原(PSA)、神经元特异性烯醇化酶(NSE)、端粒酶、本周蛋白、铁蛋白(Fer)、人附睾分泌蛋白4(HE4)、血清间皮瘤相关蛋白(SMRP)等
激素类	人绒毛膜促性腺激素(HCG)、促肾上腺皮质激素(ACTH)等
循环核酸类	CTC、ctDNA、微小RNA(miRNA)、长链非编码RNA(lncRNA)等

❖ 肿瘤标志物有哪些特点?

标志物特征

肿瘤标志物可由肿瘤细胞产生,也可由肿瘤和宿主相互作用后产生,可存在于肿瘤组织、体液及排泄物中。

肿瘤标志物一般通过静脉采血得到的血清进行检测,因其具有创伤性小、检查费用低、操作简便等优点,在肿瘤的早期筛查、疗效评估、预后判断等方面都有着广泛的应用。

用于肿瘤学诊断目的的理想标志物具有以下两个特征:首先,只有在产生它的细胞中发生恶性转化后才能以可测量的浓度分泌到血液或体液中;其次,检测出异常可以预测出肿瘤部位。尽管多年来全世界都在努力,但到目前为止还没有严格意义上的肿瘤标志物,即具有约100%特异性(在良性疾病和健康人群中检测不到)和敏感性(即使在肿瘤的早期也始终可检测到)。

检测方式

乳腺癌是世界第二大高发恶性肿瘤,其发病率高居女性肿瘤的首位 。目前乳腺癌的常用初步临床诊断方法有体格检查、血清学检验、影像学检查等,其中肿瘤标志物属于检验范畴,乳腺钼靶、超声及磁共振成像属于影像学检查范畴。

诸多研究结果表明,肿瘤标志物在乳腺癌早期诊断、病情评估、预后判断、转归预测等方面均有重要作用。肿瘤标志物具有多样性和复杂性的特点,同一肿瘤可产生多种肿瘤标志物,不同肿瘤亦可产生相同的肿瘤标志物,若只对单一肿瘤标志物进行检测,极易出现误诊或漏诊,临床常采取联合检测的方法以提升诊断率。

❖ 乳腺癌肿瘤标志物有哪些?

在乳腺癌中,最常见到的肿瘤标志物为CEA、CA125、CA153。疾病转移时经常被释放到血液中,在转移后出现临床症状之前就能检测到它们。

CA125

CA125于1983年被确定为卵巢癌的血清肿瘤标志物，之后发现CA125在乳腺癌组织中升高而在正常的乳腺导管中不表达。

CA125的特异性较差，当发生宫颈癌、乳腺癌、胰腺癌、胃癌、肺癌、结直肠癌时也会不同程度地升高。同时某些妇科良性疾病，如子宫内膜异位症、子宫肌瘤、子宫腺肌症、盆腔炎、卵巢囊肿、月经期等均可出现不同程度的血清CA125升高，绝经前的水平比绝经后高。在生理情况下，随着年龄增长，CA125逐渐下降。当患者出现恶性胸腔积液及腹水时CA125也会明显升高。因此，不推荐单独进行CA125检测。

CA153

CA153是乳腺癌最重要的特异性标志物，在临床上主要作为乳腺癌的监测指标，也可以用于其他妇科肿瘤。

CA153是从乳腺癌患者的组织碎片及细胞质中提取的糖类抗原物质，属于乳腺癌相关抗原，对乳腺癌患者随诊有一定意义，主要用于治疗后监测乳腺癌患者的疾病复发和转移。有研究表明，较高水平的CA153可作为乳腺癌可靠的预后标记，与晚期和复发直接相关。此外，在乳腺癌患者中，CA153的持续升高与HER-2阳性相关。CA153也可用于转移性乳腺癌的辅助诊断，乳腺癌术后CA153阳性率可达80%，肝、骨处转移可引起血清CA153显著升高。CA153对早期乳腺癌的敏感性及特异性较差，可潜在地用于检测高危人群乳腺癌的发生。因此，不推荐单独进行CA153检测。

❖ 检测结果

有试验证明，CEA、CA125、CA153三项肿瘤标志物指标单独检测时，CA153敏感性最高，三项指标单独检测时，特异性和阳性预测值均较高。三者联合检测时，较各项单独检测敏感性最高，特异性和阳性预测值有所下降，但各指标更平衡。结果表明，三项指标联合检测用于乳腺癌诊断表现出更大的应用价值，但联合检测的特异性有所下降，实际临床诊断时仍须注意假阳性情况。

CEA、CA125和CA153联合检测用于乳腺癌早期诊断，可提高检出率，在判断疾病严重程度、良恶性病变鉴别诊断方面均有重要应用价值。

❖ 肿瘤标志物值升高的含义

肿瘤标志物值升高等于复发和(或)转移吗？其实并不一定。复发和(或)转移时一般都有肿瘤标志物值的升高，但却不等同于复发和(或)转移。

一方面，肿瘤标志物本身的敏感性和特异性有一定的局限；另一方面，其他良性疾病同样可能引起肿瘤标志物值的升高，因此大家不要过于担心。

如果突然发现肿瘤标志物值升高，一定要及时咨询医生，在医生的建议下，可以选择间隔几周时间定期复查，进行动态评估。

如果在后续的复查中，肿瘤标志物值稳定下降或恢复正常，就无须担心。如果肿瘤标志物值持续升高，就要引起重视，要进行其他影像学检查以辅助诊断，以便及时确诊或排除可能的疾病。

如果因单次指标升高而感到焦虑，也可以选择在医生建议下完善其他检查，让自己安心。

6. 可以说的秘密：切下来的肿物去哪儿了？

乳腺疾病患者在经过临床和影像学检查初步诊断后，做的最重要的一步就是接受手术治疗。无论是门诊的“小”手术，还是住院的“大”手术，一般都是用切除肿块或乳房的方式将这些乳腺病变“绳之以法”。让人好奇的是，这些切下来的肿物去哪儿了？事实它们是被送到了病理科。

肿物统称为“标本”，这些标本会在病理技术室经历一系列必要且繁杂的专业技术操作，最后被制作成菲薄的切片标本，用于病理医生的诊断工作。首先，病理医生会将送来的标本进行测量、描述和记录，精心选取最典型、最重要的病变，切成大小合适的组织块，分装到包埋盒里，也就是所谓的“取材”。随后，这些组织块会浸泡到一定浓度的甲醛固定液里一段时间（6～72小时），用于保持组织新鲜，防止组织溶解和腐烂。固定液在组织里的渗透速度是相对恒定的，小标本（如穿刺、活检组织）固定所需时间短一些，大标本所需时间长一些。这些标本会经历长达16小时的脱水、透明、浸蜡，包埋制作成一枚小小的蜡块，以便进行切片、染片和后续的储存。分子检测、基因检测等检查也都是从这些蜡块上得来的。

要制成一套标准的病理切片，不但需要病理医生认真、细致且专业的技术操作，也需要合理配比时间。这些步骤环环相扣，任何一个环节处理不当都会影响切片的完整性和优良性，进而影响病理结果的准确性。

常规石蜡切片制成后，染好色的“粉蓝玻璃片”就递交到病理医生手里了。经验丰富的乳腺病理医生会在显微镜下仔细观察并寻找病变，分析判断其性质是炎症还是肿瘤，肿瘤是良性还是恶性的，肿瘤的具体分型是哪种等。在这一过程中，根据具体病变的不同特点，往往需要结合免疫组化、原位杂交、基因检测等技术辅助诊断，从而得到一个客观、精准的诊断结果。

7. 乳腺病理报告知多少

经过几日的焦急等待，乳腺癌患者终于拿到那份珍贵的乳腺病理报告，心情舒缓之余又发现一个新问题：明明报告里的每一个字都认识，但这些字连在一起怎么就读不懂了呢？殊不知，报告虽薄，分量却极重。

病理诊断被称为乳腺肿瘤诊断的金标准。乳腺病理报告确定了乳腺病变的最终性质，并为疾病的分级、分期、治疗方案、治疗效果、预后等提供了重要信息。乳腺病理报告一般体现了3种结果：良性、恶性及介于两者之间的交界性病变。在乳腺恶性肿瘤中乳腺癌最常见。

❖ 病理类型（组织学类型）

乳腺癌的组织学类型主要分为原位癌和浸润性癌。报告中常见的导管原位癌、小叶原位癌和乳头佩吉特病都属于原位癌的范畴。原位癌是早期乳腺癌，一般不伴发淋巴结转移，其预后好，生存率高。浸润性癌包括非特殊型（约占80%）和特殊类型浸润性癌，属于进展期乳腺癌，可能会发生淋巴结或远处器官的转移，一般需要化疗、放疗、内分泌治疗、靶向治疗、免疫治疗等多学科的综合治疗。

❖ 组织学分级

乳腺癌组织学共分为Ⅰ、Ⅱ、Ⅲ级，Ⅰ级提示分化程度好，Ⅱ级提示中等分化，Ⅲ级提示分化程度差。可理解为：组织学分级越高，恶性程度越高，预后越差。

❖ 肿瘤大小

肿瘤的最大径决定了肿瘤的分期（T）。Tis代表原位癌。在浸润性癌中，T1期肿瘤≤2cm，T2期肿瘤＞2cm且≤5cm，T3期肿瘤＞5cm。当肿瘤存在侵犯胸壁或皮肤，导致皮肤水肿、破溃，或为炎症性乳腺癌等情况时，无论肿瘤大小，均判定为T4期。通俗来讲，一般就是肿瘤越大，分期越高，预后越差。

❖ 淋巴结状态

很多患者尤其关注自己是否存在“转移或扩散”，与其密切相关的是淋巴结的情况。在病理报告中，通常用b/a表示。b代表阳性淋巴结个数，a代表送检淋巴结个数，如2/25表示手术送检了25枚淋巴结，其中2枚淋巴结上有癌细胞。淋巴结阳性个数越多，分期(N)越晚，预后越差。此外，报告中也会描述淋巴结的位置来源，如前哨淋巴结、锁骨下淋巴结、肌间淋巴结、后组淋巴结、腋窝淋巴结等。

❖ 免疫组化指标

病理报告中包括一些免疫组化指标的结果。那么那些英文字母都代表什么呢？ER为雌激素受体、PR为孕激素受体、HER-2为人类表皮生长因子受体、Ki-67为增殖细胞相关抗原。ER和PR又合称为激素受体(HR)，表达多以百分比表示，≥1%判定为阳性，如ER、PR阳性，这时需要接受内分泌治疗。HER-2指标的结果分为“0、1+、2+、3+”，“0”代表阴性，“3+”代表阳性，“2+”表示还不能确定阴阳性，需要进一步做FISH检测以确定。如HER-2阳性，则需要接受靶向治疗。Ki-67的百分比越高，代表肿瘤生长得越快，对化疗也越敏感。

小贴士

乳腺病理报告中囊括许多诊断细节，为临床医生后期的精准诊治提供了重要的事实依据。所以当患者拿到病理报告时，一定要保存好，并在第一时间与临床医生沟通，不要延误治疗时机。

8. 基因检测是乱花钱吗?

在乳腺癌的治疗中,基因检测是继分子分型之后出现的又一个可指导个体化治疗的参考依据,它能使乳腺癌的诊疗策略更加精准化和精细化,可有利于平衡辅助治疗带来的疗效与不利,避免过度治疗或有害治疗,从而使患者的生存和生活质量因此获益。不仅如此,基因检测除了可指导化疗、放疗及内分泌治疗之外,还可预测遗传风险、发生其他相关癌症的风险(如卵巢癌、胰腺癌)和对侧乳腺癌的复发风险。

常见的乳腺癌基因检测都有哪些?目前常见的乳腺癌基因检测项目包括21基因检测、70基因检测、50基因检测、28基因检测、12基因检测、11基因检测、BRCA基因检测和FISH基因检测。

❖ 21基因检测

乳腺癌21基因检测对象是ER / PR 阳性、HER-2阴性、淋巴结阴性的早期乳腺癌患者,通过检测肿瘤组织中21个特异性基因的表达水平,计算出一个复发风险评分(RS)以评估肿瘤患者的复发风险,其是目前国际上应用最广泛的预后复发风险评估的方法。

根据复发分数可分为低风险患者、中风险患者和高风险患者:

- 低风险患者的10年远期复发风险低,化疗获益不显著,可不进行化疗;
- 高风险患者的10年远期复发风险高,化疗获益显著;
- 中风险患者的化疗获益尚不确定。

❖ 70基因检测

70基因检测对象是ER/PR阳性、HER-2阴性、淋巴结阴性或1~3枚阳性的早期乳腺癌患者,该方法通过检测肿瘤组织中70个乳腺癌相关基因,来推测患者在化疗中的获益程度,做出治疗决策,并进行预后评估。

- 临床低风险患者不需要做70基因检测,患者也不需要化疗;

- 如临床高风险、70基因检测结果是高风险的患者，则必须做术后化疗；
- 对于临床高风险、70基因检测结果为低风险的患者，绝经前患者建议进行化疗，绝经后患者不建议进行化疗。

❖ 50基因检测

50基因检测主要用于评估绝经后ER/PR阳性、HER-2阴性的早期乳腺癌患者在内分泌治疗后的复发风险，低风险者不建议进行化疗。除此之外，其还可指导辅助全身化疗方案的制订。

❖ 28基因检测

28基因检测是针对亚洲ER/PR阳性、HER-2阴性的早期乳腺癌患者的多基因检测技术，其优势在于涵盖亚洲人群，能评估患者远处转移风险及局部复发风险，为决策辅助化疗及放疗提供重要参考。

❖ 12基因检测

12基因检测对绝经后的HR阳性、HER-2阴性的早期乳腺癌患者复发风险进行预测，以指导化疗和内分泌治疗决策。低风险患者可不进行辅助化疗，仅进行内分泌治疗。

❖ 11基因检测

11基因检测即乳腺癌指数，它是通过测定11个基因的表达水平来指导绝经后的HR阳性、HER-2阴性的早期乳腺癌患者辅助治疗方案的制订，也可预测单独使用内分泌治疗的复发风险。

高乳腺癌指数的患者有较高的远处复发风险，应考虑延长内分泌治疗。乳腺癌指数被认为是目前唯一能预测延长内分泌治疗的标志物。

小贴士

要注意的是,并不是每个乳腺癌患者都需要做基因检测,需要结合自己的具体情况来决定需不需要做基因检测。应选择哪种基因检测,具体请咨询医生。

❖ BRCA基因检测

BRCA基因检测是对BRCA1/2两个基因进行的检测,检测目的包括:

- 评估乳腺癌是否具有遗传性(BRCA基因是最常见的遗传性乳腺癌相关基因);
- 评估患者对铂类化疗药物和PARP抑制剂的敏感性;
- 评估患者发生卵巢癌、前列腺癌、胰腺癌和其他相关癌症的风险;
- 评估对侧乳腺癌的复发风险(BRCA基因突变者其风险增加约4倍)。

❖ FISH基因检测

FISH基因检测是针对HER-2(++)患者进行的检测HER-2基因是否扩增,以评估患者是否需要抗HER-2靶向治疗,如曲妥珠单抗、帕妥珠单抗、吡咯替尼等,是目前临床最常用的乳腺癌基因检测。

在以上8种基因检测项目中,除BCRA基因检测和FISH基因检测之外,其他6种基因检测都是针对ER/PR阳性、HER-2阴性的早期乳腺癌患者,且都是多基因检测项目。

目前我国可以做的基因检测项目包括21基因检测、70基因检测、28基因检测、12基因检测、BRCA基因检测和FISH基因检测,基因检测使用的样本是手术切下来的肿瘤组织、采集的患者血液等。

参考文献

[1] 李金莉.核磁共振、乳腺钼靶、彩超对早期乳癌影像诊断的对比分析[J].临床医

药文献杂志，2017，4(57):11227–11228.

[2] 林恩·哈特曼，查尔斯·洛普利．梅奥拯救乳房全书[M]. 沈松杰，王昕译．北京:北京科学技术出版社，2017.

[3] 中国抗癌协会乳腺癌专业委员会．中国乳腺癌筛查与早期诊断指南[J]. 中国癌症杂志，2022，32(4):363–372.

[4] 左文述，于金明．乳腺疾病学[M]. 北京:人民卫生出版社，2017.

[5] Tivey A，Church M，Rothwell D，et al. Circulating tumour DNA – looking beyond the blood[J]. *Nat Rev Clin Oncol*，2022，19(9):600–612.

[6] 巩晓瑞，马锐．肿瘤标志物的临床意义及研究进展[J]. 医学与哲学:B，2018，39(12):5.

[7] 中国抗癌协会国际医疗与交流分会，中国医师协会肿瘤医师分会乳腺癌学组．晚期乳腺癌基因检测热点问题中国专家共识(2021版)[J]. 中华肿瘤杂志，2022，44(1):60–67.

[8] 中国抗癌协会乳腺癌专业委员会．中国抗癌协会乳腺癌诊治指南与规范(2021年版)[J]. 中国癌症杂志，2021，31(10):954–1040.

[9] 王君，何志贤．乳腺癌多基因检测及研究进展[J]. 转化医学杂志，2019，8(1):1–5.

[10] 叶超然，蔡如玉，朱妍慧，等．HR+、HER2–早期浸润性乳腺癌中多基因检测的应用及进展[J]. 中国肿瘤外科杂志，2021，13(2):195–199.

第六章 认识它，直面它

1. 体内激素水平与乳腺癌

乳腺癌是女性常见的恶性肿瘤，已成为女性健康的"隐性杀手"，严重威胁着女性的身心健康。目前，乳腺癌的发病机制还不太清楚，但大量流行病学调查发现，人体的雌激素水平与乳腺癌的发生有着密切关系。若雌激素水平持续升高或作用时间延长，对乳腺上皮的刺激就会增强或延长，继而诱发细胞恶性病变。如果把内分泌系统比作一把枪，靠发射子弹来命中靶子，内分泌腺就是枪，激素是子弹，它所作用的器官就是靶子。

❖ 内分泌失调惹了哪些祸？

内分泌失调的症状及危害

	症状	危害
女性	皮肤变差、脾气暴躁、肥胖、月经不调、妇科疾病、乳房疾病、体毛过多、白发、早衰	导致不孕、引发妇科疾病、皮肤恶化（黄斑、色斑、长痘等）、肥胖、白发、早衰
男性	脸上长痘、精神萎靡、肾上腺疾病、甲状腺疾病、垂体病变	影响男性系统，导致男性不育，降低人体免疫力，精神萎靡影响工作，造成面部皮肤受损等

❖ 内分泌与乳腺问题息息相关

乳腺直接接受卵巢分泌激素的指挥，下丘脑-垂体指挥卵巢分泌激素后，乳腺在卵巢分泌的性激素的作用下发生不同的生理变化。

❖ 内分泌失调导致的乳腺疾病

内分泌系统分泌的两种生殖调节激素：性激素、生长激素。其中性激素包括雌激素、孕激素、雄激素、催产素、催乳素、胎盘生乳素；生长激素包括肾上腺皮质激素、甲状腺素。生殖调节激素分泌失调会导致以下乳腺疾病：乳腺小叶增生、导管扩张症、囊性增生症、乳腺结节、乳腺癌、乳汁淤积症、缺乳少乳、回乳不良等。

❖ 乳腺与雌激素

雌激素对乳腺的主要作用是促使乳腺管上皮细胞增殖，导管系统增大延长和完善，促进乳头、乳晕着色，增加乳房组织中的脂肪积聚，从而促进乳房及腺体发育。

雌激素对乳腺产生作用的生物学基础是腺体组织内含有雌激素受体，只有雌激素与雌激素受体结合后才能发挥生物学效应。雌激素可促使垂体内分泌催乳素的细胞肥大，从而在妊娠期大量分泌催乳素。

❖ 乳腺与孕激素

排卵以后由卵巢内黄体分泌孕激素，天然的孕激素称为孕酮；乳腺组织细胞内含有孕激素受体，只有孕激素与其结合后才能发挥生物学效应。

孕激素对乳腺的主要作用是，将在雌激素作用下增生的导管上皮细胞进一步分化发育成腺泡细胞，促使乳腺腺泡的发育，并在妊娠期为泌乳做准备。

❖ 雌、孕激素失衡的致病因素

正常情况下雌激素与孕激素是有一定比例的，当这种比例失调，出现雌激素的量绝对/相对增多，或孕酮的分泌量绝对/相对减少时，由于不能有效地将增生的导管末端的上皮细胞分化为腺泡，从而导致导管上皮细胞数量发生异常，引起乳腺增生性疾病。

在卵巢功能旺盛期，也是乳腺生长发育期，如果乳腺某区域雌激素受体过于集中，加之雌激素过度刺激使导管及间质纤维组织异常增生，就可能形成乳腺纤维腺瘤。

❖ 乳腺与肾上腺皮质激素

肾上腺皮质激素虽然并不作为生殖功能调节轴的主要环节，但它对性功能和生育可产生直接且关系密切的影响。

肾上腺皮质本身也是雌激素、孕激素和雄激素的来源。在排卵前产生的孕酮主要来自肾上腺，在绝经后由于卵巢的萎缩，雌激素的来源主要是肾上腺雄激素前身物质在腺外转化。

肾上腺皮质分泌的能调节性征的激素，男性有肾上腺固酮和睾酮，女性有孕酮和雌酮。摘除卵巢的乳腺癌患者再复发多认为是肾上腺皮质代偿性肥大产生较多雌激素所致。

❖ 乳腺与甲状腺素

甲状腺对乳腺的作用是间接的。甲状腺受垂体前叶分泌的促甲状腺素的影响，当促甲状腺素减少时，甲状腺素分泌亦减少，乳房发育受影响。

甲状腺素片可诊治乳腺增生症。因甲状腺素可中和过度的雌二醇，抑制催乳素的产生，减轻对乳腺的刺激而达到临床效果。但这种方法会对甲状腺产生不良作用，故未推广。

❖ 内分泌把控乳腺全生命过程

非活动期乳腺的周期性变化

- 缓慢变化：由于叠加效应，构成了相当部分乳腺疾病的基础。18~30岁，经历青春期后，乳房组织结构完善。
- 性成熟期：卵巢激素呈周期性分泌变化，乳腺与子宫也相应变化，但子宫内膜变化最明显。
- 乳腺的分期：静止期、增殖期、分化分泌期、退化复原期。
- 乳房形态结构：随月经周期变化。

活动期乳腺的周期性变化

- 乳腺的分期：活动期乳腺主要包括妊娠期、哺乳期及断乳期的乳腺。
- 乳腺发育：妊娠期的乳腺进一步发育，没有经历过完整的妊娠和哺乳的乳腺不是完整发育的乳腺。
- 哺乳期乳腺：受不同激素影响，充分体现哺乳功能。
- 断乳期乳腺：恢复乳腺常态，对激素敏感，易因断乳不良、乳汁积存产生乳腺的良性疾病。

调节内分泌是改善乳腺疾病的上上之选。

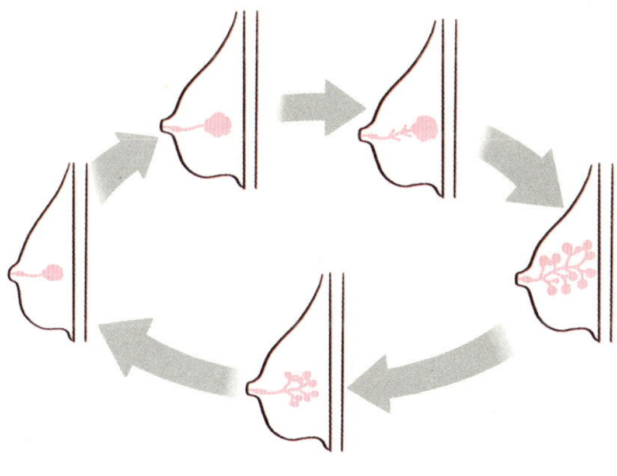

2. 确诊乳腺癌后，如何活得更好？

乳腺癌是一种可通过早期筛查发现的恶性肿瘤，早筛查、早诊断和早治疗将极大提升乳腺癌的预后，对患者意义重大。

小贴士

到2022年，全球乳腺癌新增人数达230万余人，是仅次于肺癌的第二大癌症，占全部新诊断癌症人数的11.6%；死亡病例66万余人，位居世界第四。

乳腺癌治疗可能非常有效，达到90%甚至更高的存活率，特别是在及早发现这种疾病时。

治疗通常包括以下几种方法：

- 旨在控制乳房、淋巴结和周围区域疾病的手术和放疗（局部控制）。
- 旨在治疗和（或）降低恶性肿瘤扩散（转移）风险的全身治疗（口服或静脉注射抗癌药物）。
- 抗癌药物包括内分泌（激素）疗法、化疗及在某些情况下的靶向生物疗法（抗体）。

乳腺癌治疗的效果取决于整个治疗过程及患者的配合程度。只用全身治疗，放弃局部治疗可能会大大降低治疗效果。

大家在确诊乳腺癌短暂的震惊和焦虑之后，一定需要在头脑中迅速建立起以下几个观念，越快刷新自己的认知，预后会更好。

❖ 幸福癌观念

乳腺癌的发病率在全球是众癌之首，但死亡率非常低。也就是大部分乳腺癌可以“治愈”，大部分乳腺癌可以长期生存，不管是“藐视敌人，置之不理”；还是带瘤生存，“与狼共舞”；不管什么心态，总之你的状态是活着的，那么就要开开心心地过好每一天，幸福地活着，放下人生的执念，体验生命的美好。

❖ 慢性病观念

乳腺癌机制药理研究多，治疗方法多且治疗敏感，在长期存活的日子里，真的像高血压、心脏病、糖尿病等慢性病一样需要长期维持治疗，甚至还得比较哪种治疗方法生存期更长、副作用更小、生活质量更高。还需定期检查，不仅需要预防复发，还需要警惕新发，而且真的有很多乳腺专家也不断教给大家科学的预防方法，并帮助构建逐步完善的防治体系。

❖ 科学发展的观念

首先要相信科学，遵循乳腺诊疗指南和专家共识，要知道乳腺癌是最有章可循的癌种之一，基本上都已经规定好该怎么做了，严格照着做，治疗肯定好，患者的依从性也是预后良好的重要指标。千万不要自己该做的什么而不去做，消极地对待医生的医嘱，积极地拿“偏方”“练功”去对抗、隔离正规治疗，最后的结果大家都可以想象得到。其次，要以发展的眼光看待新药物和新方法。

外科依然是乳腺癌诊疗的基石，也是根治肿瘤的最有力手段。以外科领域而言，从20世纪以来共发生了两次影响深远的变革：从切除乳房到保留乳房，从切除腋窝到保留腋窝。手术微创化、疗效优化，从“活得久”到“活得好”……患者和医生的期盼正在成为现实。

因此，在确诊乳腺癌后不必惊慌、恐惧、焦虑，要积极诊治，保持乐观心态，遵循健康的生活方式，一定可以战胜病魔！

3. 双乳癌，并不可怕，你可以战胜它

“双乳癌”猛地一听好像很可怕，感觉好像很严重，其实我们不要慌张，静下心来多听一听乳腺专家所讲的双侧乳腺癌的相关知识，发现两个也不一定就比一个严重，而且严重不严重并不是双侧、单侧说了算。

❖ 什么是双乳癌？

双乳癌分为同时性的双乳癌和异时性的双乳癌，分别指的是同一时间发病和不同时间先后发病的乳腺癌。同时性的双乳癌一般情况是双侧属于同一类型的乳腺癌，但偶尔也会见到双侧不同类型的乳腺癌同时发生，治疗前临床医生一般都会分别评估病情的分期和分型，但等到开始治疗，无论手术还是放化疗、内分泌或靶向治疗都会制订共同的方案。同一时间发病的，病情有些是一边较轻、一边略重，但更多的是两边都很轻。有些患者是因为发现一侧乳腺癌来医院就诊，术前检查时发现了对侧也有乳腺癌，那么当然也有自己在院外就发现了双侧乳腺癌的患者，这种人非常少。因为每个人都一样，都是一发现一侧有问题，关注点就集中在这一侧，就赶紧来医院了，自己在家发现两侧乳腺癌的往往都是心理素质好的。

异时性的双乳癌一般前后间隔几年不等，往往是在定期或不定期、规律或不规律的检查中偶然发现对侧乳腺的问题。异时性的双乳癌往往是一侧乳腺癌治疗结束好多年了，复查时突然发现对侧又有乳腺癌肿块了，科学的处理方法是先完善临床各种辅助检查和穿刺病理检查后，再综合研判究竟是转移到对侧的，还是对侧是新发的。

临床上要分清，需要考虑以下几个知识点来判断对侧乳腺癌属于新发还是转移：

- 原来一侧的肿瘤位置：如果旧病灶处于乳腺外侧，则考虑对侧新发可能性大，如旧病灶处于乳腺内侧，则考虑对侧转移的可能性大。
- 前后两次分子分型是否相同：同一类型有转移可能，也有新发可能，

完全不同的分子分型那一定是新发的。

- 对侧乳腺癌是单发还是多发：前者偏向新发可能大，后者偏向转移的可能大。
- 对侧乳腺癌确诊是原位癌那一定是新发的。
- 对侧肿瘤生长速度，慢是新发，快是转移。
- 还有就是时间段，5年之内的转移可能大，5年以外的新发可能大。

❖ 双乳癌如何治疗？

与单侧乳腺癌治疗原则相似，需根据病情及患者的意愿，结合不同的分期采用以手术为主，结合放化疗及内分泌治疗、靶向治疗的综合治疗。

手术可以分次进行或同时完成。符合保乳条件的一侧可以保乳，不符合保乳条件的可以选择改良根治。如果两侧都符合条件，可以双侧都保乳。

对部分基因检测高危的乳腺癌患者可以慎重考虑对侧乳房的预防性切除，有条件的予以同期乳房再造。目前我国还不允许预防性切除对侧健康乳房。

如果同时性的双乳癌都是早期，可以考虑同时双侧经假体一期乳房再造，可以免去选择假体大小和术后不对称的烦恼。

❖ 双乳癌如何预防？

提倡大家注意均衡的膳食、规律的作息，适当锻炼、学会减压，对预防乳腺癌及其他癌症均有较大作用。

对于有BRCA基因突变的女性可考虑做预防性乳腺切除；对于乳腺癌患者，加强随访能够早期发现转移或再发的肿瘤。

同时，心理疏导可以缓解乳腺癌患者紧张、焦虑的情绪，间接减少对侧乳腺癌及其他癌症的发病风险。

双乳癌并不可怕，医生们研判分析清楚病情后，制订相应的治疗方案，患者积极地配合治疗，其生存质量就会得到很大的提升。

4. 医生对二十几岁乳腺癌患者的忠告

多年前我接诊过一位20岁的女大学生，在这之前我也接触过20岁左右的患者，一般都是乳腺增生、乳腺结节，严重的也就是个纤维腺瘤。所以对于这位患者，我并没有过多考虑，但我在拿到她的彩超报告时震惊了。从影像学的角度来判断，这位20岁的学生有90%的概率患上乳腺恶性肿瘤。可能那位学生也看出一些我的震惊，急忙问："大夫，我的病严重吗，我就是前几天洗澡的时候发现有个硬块，所以就来检查了。"我说："现在还没有确定，你先别着急。"在这位患者进行乳腺活检穿刺后，最终确诊为乳腺癌，之后为其进行手术、化疗、内分泌治疗，预后非常好。直至今日，我们还保持联系。

据此我与大家聊聊关于极年轻女性确诊乳腺癌后的一些忠告。

什么是极年轻女性？在乳腺癌中，我们通常把25~35岁的女性患者称为年轻女性患者，那么小于25岁的患者就为极年轻乳腺癌患者。国际上发现最小的乳腺癌患者为6岁，国内发现最小的为8岁，而我遇见最小的患者为18岁，这都属于极年轻乳腺癌患者范畴。

那么极年轻乳腺癌患者，与年轻乳腺癌或者一般乳腺癌患者有什么不同之处呢？从患者的生理角度来看，癌症的组织学类型、分子分型、早晚期在极年轻乳腺癌患者与一般患者之间没有太大差别。那么，她们的不同就在于患者的心理。

一般患者（这里指40岁以上的乳腺癌患者）所考虑的问题大部分是如何治疗、治疗后的副作用，甚至我还能活多久。但对于极年轻女性来说，她们基本没有结婚，甚至都没有谈过恋爱，更别说生育了，所以她们考虑的问题更多的是我能结婚吗？我可以生孩子吗？可以哺育孩子吗？我能活到什么时候？

为此，从三方面给大家讲解一下对极年轻乳腺癌患者的忠告，即预防、治疗和预后。

❖ 预防

对于极年轻乳腺癌的预防，我们有8个小妙招：①定期体检；②减少饮酒；③健康饮食；④活动锻炼；⑤控制体重；⑥避免辐射；⑦健康生活方式；⑧不使用含有刺激性物质的护肤品。但相比于这8个传统的预防妙招，基因检测对极年轻女性可有效地预防乳腺癌的发生。基因检测也可在未来确诊乳腺癌后做出如何用药的依据。

❖ 治疗

我们在常规治疗手段的基础上，还需要考虑以下几方面：①手术尽量选择保乳或乳房重建，因为对于极年轻女性来说，大部分都还没有结婚，对于美的追求可能高于一般患者；②化疗尽量选择对卵巢功能损伤小的药物，或者在使用化疗前要为其制订完整的卵巢保护及生育力保护方案，要特别关注肿瘤治疗过程中的生殖毒性；③无论使用怎样的方案进行治疗，尽可能要加大使用剂量和延长用药时间；④针对还未生育的患者，生育力保护方案也是我们所关注的，那就是卵母细胞冷冻技术、卵母细胞体外成熟（IVM）技术、胚胎冷冻技术、卵巢组织冷冻技术，这几项技术是目前对未来计划生育的极年轻女性保留生育能力的标准策略，对于有生育需求的乳腺癌患者保存生育功能提供了更多的可能。

❖ 预后

在完成相应的治疗流程后，我们对极年轻女性乳腺癌患者的预后也做出了研究，在常规预后管理的基础上，我们还要求极年轻患者要更加频繁地进行复查，时刻监测自身的各项指标。对极年轻女性的心理辅导和情绪的管理，我们也有相应的措施。从患者本身，到家人朋友，最后到我们医生，都要去支持、鼓励、关怀患者，帮助她们建立战胜乳腺癌的信心。

虽然20多岁患上乳腺癌是件不幸的事，但我相信，通过我们对患者悉心地治疗，加强乳腺癌知识的普及，以及科技的不断发展和进步，对于极年轻患者来说，乳腺癌也就是一个慢性病而已。

5. 年轻乳腺癌患者的生育力保护

《中国年轻乳腺癌专家共识》将“年轻乳腺癌”界定为诊断年龄<40岁的乳腺癌患者，覆盖了生育年龄，发病率越来越高。与其他乳腺癌患者相比，年轻乳腺癌患者面临更差的预后，尤其是ER阳性的Luminal型乳腺癌，年轻患者死亡风险是诊断年龄51~60岁患者的2倍多。在中国，年轻乳腺癌相比发病年龄在40~49岁的患者有更低的5年无病生存率（85.5%比88.1%）。年轻患者雌激素水平更高、化疗诱导闭经的发生率更低、对于内分泌治疗依从性更低，这些可能是年轻患者预后更差的原因。

抗肿瘤治疗后，提前闭经和生育力受损等问题可能对患者造成躯体、心理、社会等多方面的影响，所以我们需要关注生育力，保护卵巢功能。尽早与育龄期乳腺癌患者及其配偶讨论生育力保护的方案，应在肿瘤治疗前尽早告知肿瘤治疗可能对生育力产生的不良影响，使他们有可能尽早选择适合的生育力保护方案，并最大限度减少因生育力下降或丧失引起的抑郁等心理问题，提高生活质量。对于具有生育需求的患者，治疗的每一阶段均应与患者讨论生育相关信息。患者治疗结束后随诊和（或）考虑妊娠时，应再次讨论生育力相关问题或转诊至妇科或生殖专家。

有研究显示，接受过抗肿瘤治疗后的患者，妊娠不增加早期乳腺癌复发风险，胎儿先天畸形和基因疾病也无明显增加。虽然乳腺癌辅助内分泌治疗导致更多年轻患者进一步推迟妊娠时间，甚至错过最佳生育时机，但不推荐患者为生育而中断规范的内分泌治疗。对于因生育中断内分泌治疗的患者，在完成生育后，应要求患者继续完成剩余的内分泌治疗。

在实施生育计划前，应评估肿瘤复发风险。实施生育计划时，首选自然妊娠，难以自然妊娠者可进行辅助生育技术，但需要考虑患者身体状况能否耐受有创性操作。

❖ 有生育需求的乳腺癌患者最佳怀孕时机是何时？

最佳的怀孕时机无法准确预测，需个体化地综合考虑年轻患者的身体状况、乳腺癌病理特点和肿瘤复发危险程度。

避孕方式建议采用工具或不含孕激素的宫内节育器，禁用激素类避孕药。

建议年轻乳腺癌患者超过复发高峰后再考虑怀孕。一般认为辅助化疗结束2~3年后可以考虑怀孕，但高风险患者或需要长期辅助内分泌治疗的患者，这一建议时间需延长至5年或更久。

小贴士

为避免抗肿瘤治疗对胎儿产生影响，一般建议在停止抗肿瘤治疗6个月以上再实施生育计划。如发生非预期意外怀孕，妇产科和肿瘤科医生应综合评估患者的肿瘤治疗情况、怀孕前3个月内用过抗肿瘤药物的情况，充分考虑妊娠对肿瘤治疗的影响和治疗药物对胎儿可能的影响，患者及家属应充分知情同意，共同决定是否继续妊娠。若选择继续妊娠，应严密监测胎儿发育情况，孕期应同时在乳腺科严密随访。

对于未完成内分泌治疗疗程的患者，强烈建议患者在分娩后继续完成内分泌治疗方案。

❖ 生育力保护技术

生育力保护技术涉及药物、手术或冷冻技术等不同的助孕方法。目前可选择的方法有胚胎冷冻、卵巢组织冷冻保存与移植、卵母细胞冷冻、未成熟卵母细胞体外成熟培养和GnRHa类药物。

对于已婚且婚姻关系稳定的家庭，胚胎冷冻是最成熟的生育力保护方案，常规用于体外受精后多余胚胎的保存。胚胎冷冻已开展30年，是生育力保存的最常见技术，应用患者卵子和伴侣精子受精。胚胎冷冻适用于已婚、双方均同意体外受精并保存胚胎的患者；未来生育治疗时需要双方共同同意应用冷冻胚胎。冻融胚胎移植活产率与女性取卵时年龄相关。移植化疗和(或)放疗前冷冻胚胎的活产率与年龄相匹配对照组的成功率相近。

卵母细胞冷冻技术适用于未结婚或其他原因无法选择胚胎冷冻，而且需要进行有损卵巢功能的放疗和化疗或进行卵巢切除术的女性恶性肿瘤患者。

未成熟卵母细胞体外成熟培养(IVM)是辅助生殖技术中用于治疗多囊卵巢综合征、卵巢反应不良和激素依赖性肿瘤不适宜而进行的常规促排卵治疗新技术。由于IVM复杂，仅在部分辅助生殖技术中心开展，在肿瘤保留生育功能中主要用于无法延迟肿瘤治疗的患者。未成熟卵母细胞可在月经周期任何时间取卵，减少患者进行超促排卵方案的经济与时间花费，避免卵巢过度刺激综合征的发生。

卵巢组织冷冻保存与移植无须卵巢刺激，可立即进行，无须性成熟，因此是儿童唯一可选择的生育力保护方法；卵巢组织移植成功后不仅可以恢复部分生育力，也可以在一段时间内恢复卵巢的内分泌功能。另外，卵巢组织冷冻保存技术不会提高体内雌激素水平，适用于年轻乳腺癌患者。

以上生育力保护方法的远期有效性与安全性仍需进一步临床研究和远期随访的证实。患者应被告知，卵母细胞冷冻保存、胚胎冷冻保存前进行的卵巢刺激可提高体内雌激素水平，有可能促进肿瘤细胞快速增殖。

目前，应用较广的以芳香化酶抑制剂为基础的刺激方案，可减少上述情况的发生率。多项研究显示，添加芳香化酶抑制剂的卵巢刺激方案和后续妊娠未增加肿瘤复发风险。目前，在乳腺癌患者中，为降低卵巢刺激方案造成的体内雌激素水平升高，更推荐采用控制性卵巢刺激方案。

在年轻乳腺癌患者中，若无法实施标准生育力保护方案，可在化疗前和化疗过程中给予GnRHa进行短暂的卵巢抑制，以期降低化疗引起的卵巢功能不全，对卵巢功能保护有一定作用。但目前，GnRHa用于生育力保护尚存争议，GnRHa不应取代明确有效的生育力保护方案。

6. 前哨淋巴结活检

在很多经典武侠小说中，各门派在武林对峙时都有各自的独门武器或功法，用来彰显各自门派特色与武林地位。如果把医疗领域比作偌大的武林，乳腺外科便是其中身怀绝技的一派。

很多乳腺癌患者听到自己患病时的第一反应是：我还能活多久？第二反应是：给我切得干净些。更有患者认为切得多就代表切得干净。那么真相到底是什么？

介绍前哨淋巴结之前，我们先来看看广泛应用的根治术的切除范围——整个乳腺和腋窝。前哨淋巴结活检术可避免腋窝淋巴结清扫术，目前数据表明，前哨淋巴结活检术是安全可靠的。前哨淋巴结活检阴性患者免除腋窝淋巴结清扫是安全可靠的。前哨淋巴结活检在乳腺癌外科领域具有里程碑式的意义。

在乳腺癌治疗中前哨淋巴结就像前线的哨兵一样，可以在诊断中避免盲目进行腋窝淋巴结清扫带来的其他并发症。同时也是缩小手术范围、提高患者术后生活质量的重要手术操作。前哨淋巴结活检术更是让众多乳淋人士都“趋之若鹜”的“秘籍”。因此，在乳淋界也被称为金标准。

❖ 什么是前哨淋巴结？

前哨淋巴结，顾名思义是“哨兵”，目前前哨淋巴结泛指原发肿瘤引流区域淋巴结中的特殊淋巴结，是原发肿瘤发生淋巴结转移所必经的第一批淋巴结，1960 年 Gould 医生首先在有关的乳腺癌研究中提出，1977 年 Cabanas 首先使用前哨淋巴结这一名词。他是在阴茎癌淋巴造影中发现前哨淋巴结的存在，并根据病理结果指导阴茎癌再分期。乳腺前哨淋巴结假说曾饱受争议，1991 年 10 月被学者发现。如果前哨淋巴结里面没发现癌细胞，其他淋巴结里面出现癌细胞的机会很小。

❖ 什么是前哨淋巴结活检术?

前哨淋巴结是淋巴结转移的必经之路。乳腺癌前哨淋巴结活检术是指通过示踪剂标记并切除前哨淋巴结进行病理学检查,以明确腋窝淋巴结状态的手术方式。目前,前哨淋巴结活检术已替代腋窝淋巴结清扫,成为腋窝淋巴结阴性乳腺癌患者腋窝根治性手术的主要方式。

前哨淋巴结活检术可以避免腋窝淋巴结清扫术。由于淋巴管引流和前哨淋巴结的位置在不同患者中可能不同,相对个体化,所以有必要使用一定的方法对前哨淋巴结进行显影。显影的介质可以是异硫蓝、亚甲基蓝,也可以是核素标记的显像剂抑或荧光物质。对前哨淋巴结的定位有助于了解肿瘤淋巴引流路径,减少在没有明确肿瘤转移临床证据的区域进行大面积淋巴清扫所带来的额外创伤。

小贴士

目前在前哨淋巴结的适应证、手术处理和后续治疗的选择上,还存在很多的探索空间。但总体来说,随着更多关于腋窝前哨淋巴结的临床研究及放疗的补充,腋窝手术的降阶梯处理可在保证患者治疗安全的前提下,减少并发症且提高患者生活质量,是乳腺外科发展的方向。

❖ 前哨淋巴结活检的手术步骤

- 示踪剂打入肿瘤周围,示踪剂首先进入前哨淋巴结,取出前哨淋巴结送检。
- 如果前哨淋巴结没有癌细胞,不需要做腋窝淋巴结清扫术,否则要进行腋窝淋巴结清扫术。

❖ 为何要做腋窝淋巴结清扫术？

- 提高区域控制和生存率。
- 切除较多淋巴结，明确是否存在转移、发生转移的轻重程度。
- 确定辅助治疗及方案。

❖ 腋窝淋巴结清扫术并发症有哪些？

- 疼痛、引流、劳动能力下降、感觉异常、积液、感染、肩关节活动受限、淋巴水肿。

❖ 乳腺癌淋巴结转移规律

- 如果前哨淋巴结是阴性，腋窝其他淋巴结转移的可能性很小。
- 如果前哨淋巴结是阳性，患者需要接受腋窝淋巴结清扫术/腋窝放疗。

前哨淋巴结活检在乳腺癌治疗的成功应用使60%~75%的腋窝淋巴结阴性患者免于淋巴结清扫术，进一步提高乳腺癌患者的生活质量。前哨淋巴结活检技术简便、安全、可靠，可避免腋窝淋巴结清扫术带来的各种并发症，对有前哨淋巴结活检术适应证患者的腋窝淋巴结分期应首选前哨淋巴结活检。

参考文献

[1] 中国抗癌协会乳腺癌专业委员会．中国抗癌协会乳腺癌诊治指南与规范（2015版）[J]．中国癌症杂志，2015(9)：692−754.

[2] 尉承泽．乳腺癌前哨淋巴结活检现状及值得注意的问题[J]．中国实用外科杂志，2011，31(10)：955−958.

[3] 中国抗癌协会．乳腺癌前哨淋巴结活检规范化操作指南（2022精要版）[J]．中国肿瘤临床，2022，49(22)：1135−1142.

[4] 中华医学会外科学分会乳腺外科学组．中国早期乳腺癌前哨淋巴结活检手术临床实践指南（2022版）[J]．中国实用外科杂志，2022，42(2)：137−145.

第七章 积极治疗，战胜恶魔

第一节　手术治疗

1. 保乳和保命只能二选一吗？

女性健康第一杀手——乳腺癌，目前已成为危害女性健康及生命最常见的恶性肿瘤之一。保乳和保命只能二选一吗？在患者被确诊后，这是我们经常被问到的问题。要知道乳腺癌治疗方案“人人不同”，更讲究“私人定制”。

乳腺癌保乳手术指仅切除肿瘤及周围部分正常乳腺组织，同时进行前哨淋巴结活检或腋窝淋巴结清扫，术后所有患者都应接受局部放疗。乳腺癌保乳手术的适应证有较多标准，其范围已经拓展得相对较大，也就是没有明显禁忌的情况下，都可以做保乳手术。此外，还要了解禁忌证。

现在保乳手术开展得越来越多，一方面保乳手术结合放疗能给患者带来很好的治疗效果，另一方面也提高了患者的生活质量，保住乳房，从而让患者更有自信重返社会。

保乳受到各个方面的影响。首先是患者的意愿。你想不想保乳？能不能实现？保乳受到你身体各个方面的影响，包括肿瘤的大小、位置、侵犯的部位、是不是多灶等情况，以及后续能不能放疗。因为保乳以后绝大多数患者是需要放疗的，如果不能放疗，那么保乳可能会风险升高。所以说，对于这样的一些条件，可能都需要医生给你“掌好舵”。不论想不想保乳，医生们都会给出一个合理的建议。保乳的好处是什么？不保乳的好处是什么？相对来说，可能需要患者再来权衡个人需求。这一点非常重要。

我们有一位特别符合保乳条件的患者，肿瘤也很小，单发，距离乳头位置也很远，患者又比较年轻，对生活质量有更高的要求。

我们说保乳，当时患者也很倾向于保乳。但可能经常会被家属（可能是她的爱人、父母或者姐妹，也可能是她的同屋病友）影响，最后她的选择改变了。有的时候我们前一天签字还保乳，第二天早上在查房，患者说："大夫，我不保了。"

我还有一位患者，印象很深刻，26岁，非常适合保乳，乳房很大，肿瘤也很小，可是她丈夫不同意，父母也不同意，全家就她一个人想保乳，最后她也被家庭成员的意见所左右，最终也没有保乳。有时我们觉得非常可惜。

❖ 保乳手术的适应证

- 肿瘤不能太大，最好是3cm以下。同时要考虑肿瘤和乳房整体的比例，如果乳房很大，那么肿瘤相对大一些也没有关系。
- 最好是单发的病灶，才采用保乳手术。如果是多中心的肿瘤采取保乳手术的话，可能今后复发的风险更高。
- 肿瘤最好位于整个乳房的边缘，如果是位于乳头乳晕区的肿瘤，因为乳头乳晕保不住，保乳的效果会大打折扣。

小贴士

有放疗禁忌证的不宜进行保乳手术。因为保乳手术安全的前提就是术后必须进行放疗。如果不适合做放疗，比如结缔组织病患者就不太适合做保乳手术。

❖ 保乳手术的禁忌证

保乳手术的禁忌证

绝对禁忌证	妊娠期并需要接受放疗的患者 有多中心性病灶且病灶相隔较远，无法在一个区段内完整切除的患者 存在大范围或弥漫性可疑微钙化病灶的患者 炎性乳腺癌患者 多次切除仍持续切缘阳性的患者 拒绝接受保留乳房手术的患者
相对禁忌证	活动性结缔组织病患者，如硬皮病、系统性红斑狼疮或胶原血管疾病 同侧乳房既往接受过乳腺或胸壁放疗的患者 肿瘤最大径>5cm的患者 乳腺癌遗传易感性强的患者，如有明确家族史和(或)BRCA1或BRCA2基因突变

具有适应证的患者选择保留乳房手术可获益的理念已获得广泛共识，但适应证和禁忌证的选择仍有分歧。专家组认为，目前各种基因检测研究正在受到国内临床医生的关注，但检测试剂、生物学信息分析与评价尚缺少统一的国家标准。

所以患者最后在选择具体的治疗方式，包含术式的时候，除了疾病客观的这种影响外，很多时候也受到社会、家庭、病友的影响。保乳和保命不是二选一，关于保乳我们有很多研究，包括荷兰、美国、加拿大，以及国内的研究，保乳后加放疗的患者可更好地生存。

2. 从“活下去”到“活得漂亮”

全球范围内，乳腺癌是女性最常见的疾病，也是全球第一大癌症。

乳腺癌的主要治疗方法包括手术、放疗（局部治疗）、全身治疗（包括化疗、内分泌治疗和靶向治疗）。其中有不同专业医生的参与，比如外科医生做手术，内科医生做化疗、靶向治疗、内分泌治疗，放疗科医生做放疗。我们先来说说乳腺癌外科手术。

❖ 乳腺癌的手术方式

对于早期的乳腺癌，根据循证医学证据，医生更建议做保乳手术。

一般保乳手术的条件应该是单灶，不是多发灶；肿瘤比较小，2cm 以下，当然也要具体情况具体分析，要看我们肿瘤大小和乳房的相对比例；肿瘤在周围，不在乳头乳晕的中央区，而且没有放疗的禁忌。

术中我们应该做到切缘的阴性，就是说没有癌残留；患者有保乳的意愿，在这种情况下，选择保乳手术，而且保乳之后加放疗，整体来说，生存情况与乳房全切是相当的，甚至还有一点儿优势。

在荷兰、美国、加拿大的数据库，还有我们国内部分省市的数据库里，长期随访保乳加放疗，还是有一定优势的。原因可能跟我们局部放疗之后的免疫刺激有一定关系。如果不适合保乳，或者患者不愿意保乳，肿瘤太大，位于中央区，发现比较晚，有多灶，这个时候更多的建议是乳房全切。

❖ 腋下淋巴结的处理

腋下淋巴结的处理包括前哨淋巴结活检和腋下淋巴结清扫。影像学考虑没有腋下淋巴结转移，我们更推荐前哨淋巴结活检。前哨淋巴结就是癌细胞顺着原发灶往腋下淋巴结转移的第一站。我们通过特殊的染料或者借助核素来发现。如果前哨有转移，特别是 3 枚及以上，这时需要做腋下淋巴结清扫，如果没有转移，就可以比较放心地免掉腋窝淋巴结清扫，避免不必要的过度治疗造成的上肢水肿。腋下淋巴结清扫是把腋下可及的淋巴结都要彻底清扫。适合术前判断淋巴结有转移或者穿刺活检已经确诊的患者。

不同手术方式有不同的组合，如保乳+前哨淋巴结清扫、保乳+腋窝淋巴结清扫、乳房全切+前哨淋巴结清扫、乳房全切+腋下淋巴结清扫。

❖ 乳房重建手术

对于全乳房切除之后的患者，还有可能进行乳房重建手术。

同期全切的同期做重建，我们一期重建，如果过半年以上再做重建手术，那么叫二期重建。一期重建患者减少了手术次数，没有经过乳房缺失这个阶段。二期重建患者可能经历了乳房缺失的阶段，各方面考虑会更加成熟。

重建的方法包括自体重建、假体重建，以及自体重建和假体重建组合的方法，目前用得最多的是硅胶假体。自体重建包括腹直肌、背阔肌、自体脂肪移植等组合重建。对于比较小的乳房，假体重建比较好，对于比较下垂的乳房，更多选择自体乳房重建方式，但自体乳房重建方式对身体的破坏会更大一些。

❖ 其他小众的手术方式

比如保留乳头乳晕的乳房全切，之后我们可以放假体，还有一些用腔镜和达芬奇机器人手术，相对来说，切口会更小、更隐蔽，美观效果会更好。总之，选择哪种手术方式要根据患者个人的肿瘤分期，根据术前全精准的影像学评估。

还有一些不能保乳的手术，也可以通过新辅助治疗，包括化疗、靶向治疗。在手术之前，把肿瘤缩小、降期，把不可手术的乳腺癌转为可以手术的，把不能保乳的转化成可以保乳的。比较年轻的患者尽可能保留住乳房，如果没有保住乳房，尽量进行重建。

3. 乳腺癌可以做微创手术吗？

近年来，内镜手术、内镜辅助手术或机器人辅助手术等微创手术已被用于乳腺癌治疗。不过，乳房微创手术与乳房传统手术相比，对早期乳腺癌患者长期生存结局的影响尚不明确。

姜军等认为，腔镜乳腺外科手术经历了“无腔隙器宫腔镜手术关键技术和安全性研究”“腔镜乳腺手术适应证研究”“腔镜乳腺癌根治术联合一期重建技术研究”“乳腺癌单孔腔镜和机器人手术技术研究”4个阶段。目前，采用腔镜辅助及全腔镜技术完成乳腺癌腋窝淋巴结清扫、前哨淋巴结活检、改良根治术、保乳手术及乳腺单纯切除联合同期假体重建等乳腺外科手术安全性经验分享不断见诸报道。《中国乳腺外科临床实践指南（2021版）》为腔镜乳腺手术适应证和关键技术提出宏观和谨慎的推荐意见。

第二节　化疗

1. 关于化疗，这几点你必须了解

一直以来，手术、放疗、化疗被称为癌症治疗的“三驾马车”。其中，化疗是很多患者朋友谈及色变的一项，普遍认为化疗极其伤身，害怕出现贫血、脱发、呕吐等副作用。

❖ 化疗是什么？

化疗是指运用化学药物治疗癌症，通过使用化学药物阻止癌细胞生长和转移，直到最终消灭癌细胞的一种治疗方法。

乳腺癌患者在化疗之前，应该了解几项内容，以便对化疗知根知底，从而在抗癌过程中百战百胜。

❖ 乳腺癌化疗用什么药？

乳腺癌的化疗实际进展是非常快的。从20世纪60年代的氮芥、环磷酰胺，到后来的蒽环类药物，也就是大家常说的表柔比星、吡柔比星。到了20世纪90年代，出现了医生认为更有效的紫杉醇，包括多西他赛等药物。当然，晚期的化疗还有其他药物。

不同的化疗药物实际上都有一点相对的副作用。比如蒽环类药物可能对心脏的影响比较大，紫杉类药物对骨髓的抑制比较明显。

还有一些药物，如脂质体的药物脂质体紫杉醇、脂质体表柔比星，虽然心脏毒性和骨髓抑制的副作用要小得多，但可能会出现手足综合征或是其他皮肤的问题。

所以不同的化疗药物，临床医生在治疗过程中要做出合理的选择。结合患者的体质，也可以提前用一些预防性的药物。

❖ 乳腺癌手术后多长时间可以化疗？

乳腺癌的诊断治疗最终是以病理科的病理报告为准。经常1个多月还看不到病理报告在一些医学中心很常见，特别是肿瘤中心。

对于一些恶性程度比较高的，如肿瘤负荷比较大、分期比较晚，或者三阴性乳腺癌患者，最好能在手术后6周开始化疗。

❖ 乳腺癌化疗要注意什么？

前面提到乳腺癌治疗有好几种化疗药物，每一种化疗药物有不同的毒性反应。归纳起来分为以下几个方面。

- 骨髓抑制：患者最常见的就是血象下降，血象下降到一定程度就会造成严重的骨髓抑制，会出现一些反应，如发热、浑身乏力，这时要特别小心。一般来说，防治骨髓抑制医生建议打长效升白针，还可以口服海参、阿胶、五红汤、猪手或者优质蛋白帮助升高白细胞计数。
- 恶心呕吐：患者可以口服止吐药物，还可以利用放松的方法，因为恶心呕吐与精神压力大有关。当然严重的话还是要输液，避免电解质紊乱。
- 脱发：目前有一些脂质体药物对脱发基本没有太大的影响。
- 手足综合征：通过口服大剂量的维生素B_6，局部手脚用凡士林，避免暴晒、保持皮肤的湿润，或者用皮肤科药物来保护皮肤。
- 心脏毒性：因为心脏毒性一旦发生，对患者的危害是非常大的，所以在化疗药物，特别是蒽环类药物的用药过程中，从医生的角度来说，应该用一些保护心脏的药物；从患者的角度来说，可以适当吃一些营养心脏的药物，如辅酶Q10。

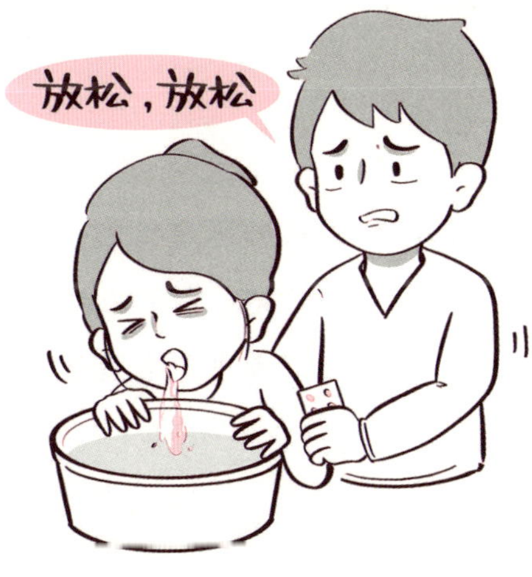

2. 化疗后记性差、智商下降，这是“傻”了吗？

“大夫，为什么我在化疗后总感觉脑子不好使了，记性也大不如前，做事时难以集中注意力，有时话到嘴边立马又忘了，想个什么事都要想半天……”

据调查，14%～85%的乳腺癌患者在化疗期间或之后会出现上述这些情况，尤其是三阴性乳腺癌。这其实是化疗导致的一种常见毒性反应——化疗相关认知障碍。

它会给患者带来心理、生理上的痛苦，同时还会影响他们的工作能力及生活质量，甚至削弱对后续治疗的信心，降低患者治疗的依从性。

❖ 化疗相关认知障碍到底是咋回事？

化疗相关认知障碍又叫化疗认知功能障碍、化疗脑、脑雾，其发生是因为化疗药物通过血脑屏障对神经细胞产生毒性损伤，如抑制神经细胞的增殖、介导神经细胞的非正常死亡及引发髓鞘的脱失。主要表现在对患者注意力、记忆力、学习能力、推理能力、执行功能、处理速度等的影响，并容易导致不良情绪，如抑郁、焦虑，以及乏力、睡眠障碍等一系列伴随症状。化疗相关认知障碍在化疗开始后的6个月逐渐上升并到达高峰，化疗18个月后约半数的患者症状会较之前减轻。

小贴士

化疗相关认知障碍虽有一定的自愈性，但在化疗结束后5～10年仍然持续存在，甚至给大脑带来不可逆的器质性损伤，对患者日后的生活质量可能会造成极大的影响。

❖ 化疗相关认知障碍发生的常见危险因素

药物

目前认为，可导致化疗相关认知障碍的化疗药物主要有蒽环类（如多柔比星）、紫杉类（如多西他赛）、甲氨蝶呤、氟尿嘧啶。

年龄

年龄增长可增加患者化疗相关认知障碍的发生风险，老年人较年轻人更易出现。

分子分型

三阴性乳腺癌患者更易出现认知损害，这是因为目前临床上对预后较差的三阴性乳腺癌患者化疗大多仍采用蒽环联合紫杉为主的化疗方案，而HER-2阳性患者认知损伤相对较轻，可能与HER-2基因对神经元有保护作用有关。

化疗周期

化疗持续时间越长，认知能力下降越严重，其中工作记忆领域下降幅度最大。多次化疗使得化疗药物通过血脑屏障产生的神经毒性累积，所以患者认知功能障碍愈发严重。

受教育程度

研究发现，高教育水平对减少化疗后认知障碍具有保护作用，患者受教育时间越长，化疗后的认知功能越好。

其他

如不良情绪、心理压力过大、睡眠差、化疗所致身体不适等。

❖ 如何科学应对化疗相关认知障碍？

改善身体不适

研究发现，化疗不良反应带来的躯体症状会对认知障碍产生实质性影响，患者自觉症状越严重，认知功能越差，所以要积极改善化疗所致身体不适，如恶心、呕吐、脱发、疲乏，从而提高认知功能水平。

坚持运动锻炼

研究发现，每周坚持有氧运动达3次及以上是认知功能障碍的保护因素。有氧运动（如八段锦、瑜伽、快走等）不仅可增加脑组织血流量和供氧量，还可促进脑源性神经营养因子（与认知能力相关神经元有关）的释放。

有效心理干预

不良情绪和过大的心理压力都会诱发或加重化疗相关认知障碍，研究发现，存在化疗认知障碍的患者焦虑或抑郁症状更严重；化疗后，乳腺癌患者觉知压力越大，认知功能损害越明显。因此，患者一定要及时通过各种方式有效缓解焦虑、抑郁等不良情绪及减轻心理压力，从而预防或改善化疗相关认知障碍。

保证睡眠充足

研究表明，失眠越严重的患者化疗相关认知障碍越明显，认知障碍水平会随失眠程度的增加而增加。患者一定要保证规律作息和充足睡眠，必要时可在医生的指导下使用催眠药物。

中医外治方法

研究发现，坚持头部刮痧6个疗程（隔日1次，每3周为1个疗程），可能在一定程度上改善认知功能并提高生活质量；选取百会、四神聪、神庭、神门等具有调节神经功能的穴位对化疗相关认知障碍患者进行针刺，患者记忆力、注意力、言语功能等方面均得到不同程度的改善。

认知康复训练

认知行为干预的主要措施包括复述、联想、记忆能力、编故事等康复训练。这些周期性的有效干预手段能提高患者的主动参与性，使患者在大脑细胞接受刺激的同时放松心情，使自主神经兴奋，提高处理学习与记忆的海马区的兴奋性，改善患者的记忆和执行能力。

3. 新辅助治疗“新”在哪里？适于哪些肿瘤患者？

新辅助治疗（即术前治疗）是乳腺癌诊治的一种新理念，已成为乳腺癌治疗中非常重要的组成部分。它具有使乳腺原发肿瘤及腋窝淋巴结降期、提高保乳率、预测药物敏感性等优势，在临床中的应用日益广泛。

❖ 什么是新辅助治疗？

新辅助治疗指的是未发现远处转移的乳腺癌患者，在计划中的手术治疗前，先进行全身系统性治疗。根据《中国抗癌协会乳腺癌诊治指南与规范（2021年版）》，乳腺癌的新辅助治疗方式包括新辅助化疗、新辅助靶向治疗及新辅助内分泌治疗。新辅助治疗方案包括化疗联合或不联合靶向治疗（如HER-2阳性联合抗HER-2治疗、三阴性联合免疫治疗）、内分泌治疗联合或不联合靶向治疗（如HR阳性/HER-2阳性可两者联合使用）、单纯抗HER-2治疗（如HR阴性/HER-2阳性）。

❖ 为何要做新辅助治疗？

- 新辅助治疗是局部晚期乳腺癌或炎性乳腺癌的规范疗法，可使肿瘤降期，以利于手术，或变“不能手术”为“能手术”。
- 对于肿瘤较大且有保乳意愿的患者，新辅助治疗可以提高保乳率。但需严格掌握保乳适应证，遵照保乳手术规范综合治疗。
- 对已证实转移的区域淋巴结进行降期，将不可保腋窝的乳腺癌有机会降期为可保腋窝的乳腺癌，使患者免除腋窝淋巴结清扫术。
- 获得体内药物敏感性的相关信息，即预测药物敏感性，从而指导后续治疗，以期改善患者预后。

此外，对于需要延迟手术的患者（如制订手术计划需要等待基因检测结果，以便有时间考虑重建方案）或不可避免地需要延迟手术的患者，可以先进行新辅助治疗。

接受有效的新辅助治疗之后，即便临床上肿瘤完全消失，也必须接受既定的后续治疗，包括手术治疗，并根据手术前后病理学检查结果，决定进一步辅助治疗的方案。

新辅助治疗后，未达到病理学完全缓解的患者，有机会使用强化治疗方案，进一步降低复发和死亡风险。

部分乳腺癌对新辅助治疗初始治疗方案不敏感，比如两个周期化疗后肿瘤无变化或反而增大时，应根据实际情况考虑是否需要更换化疗方案或采用其他治疗方法。

小贴士

有一部分患者（小于5%）在新辅助治疗的过程中可能出现进展，甚至丧失接受手术治疗的机会。因此，推荐患者每个周期进行临床体格检查评估，每2个疗程要进行1次影像学评估，以监测治疗反应。

4. 化疗患者的饮食指导

化疗是目前治疗各类肿瘤常用的手段，但化疗可引起患者出现不同程度的副作用。饮食营养是维持生命、保持健康的物质基础，在很大程度上饮食对机体功能和状态有重要的影响。化疗最明显的毒性反应就是营养不良。据不完全统计，有40%~80%的肿瘤患者存在营养不良，20%直接死于营养不良。

肿瘤化疗患者饮食护理的目的，就是通过合理地改善饮食，及时帮助患者在放化疗期恢复食欲，促进免疫功能恢复，降低机体放化疗后副作用的发生，使其更好地接受化疗。

❖ 饮食总原则

化疗患者饮食总原则包括高热量、高蛋白、高维生素、适量纤维素、清淡易消化、卫生饮食。

高热量

首先要保证能量摄入充足，可选择高热量食物，如米饭、面条、番薯等淀粉含量高的食物。

优质高蛋白

摄入一定蛋白，如牛奶、鱼、虾、鸡蛋、大豆等高蛋白饮食，每日蛋白质摄入量应为45~80g，其中应以优质蛋白为主。鱼是最好的动物蛋白，豆类是较好的植物蛋白。

高维生素

维生素是抗癌必不可少的营养素，维生素能防止上皮细胞的转化，修复上皮细胞的损伤，故可预防各种肿瘤；B族维生素缺乏可使肿瘤的形成和生长迅速加快；维生素C可阻断亚硝胺在体内的合成，降低肿瘤的发病率。

各类维生素主要来源有动物的肝脏，以及蔬菜和水果。维生素A为脂溶性维生素，维持视觉功能、促进骨骼生长发育、维护上皮组织细胞的健康和促进免疫球蛋白的合成、抑制肿瘤生长，来源于胡萝卜、南瓜、柿子、菠菜、蛋黄、动物肝脏、鱼肝油、牛奶等。维生素C属于水溶性维生素，具有抗氧化、治疗贫血、预防牙龈萎缩出血、防癌、提高免疫力的作用，主要来源于各类绿色蔬菜，以及石榴、猕猴桃、柠檬、橙子等水果；维生素E属于脂溶性维生素，天然维生素E广泛存在于种子及植物油中，谷类、坚果类和绿叶蔬菜中都含有一定量的天然维生素E。

纤维素

膳食纤维主要存在于谷物、薯类、豆类、蔬菜及水果中。主要成分是纤维素、半纤维素、树脂、果胶、木质素等。中国营养学会推荐的膳食纤维摄入标准是每人每天25~35g。如果每天谷薯类250~400g、蔬菜300~500g、水果200~350g、大豆及坚果25~35g，基本就能满足每日膳食纤维所需。

清淡易消化

化疗期间恶心呕吐比较常见，可多食一些半流质食物，如粥类、面条、米粉、豆浆、清淡的汤类、果蔬汁饮料等水分充足的食物。

卫生饮食

化疗患者免疫系统受损，免疫力较低，需要格外注意饮食卫生。首先要注意饮水卫生，瓜果一定要洗净或去皮吃。慎重对待每一餐，尽量避免点外卖。餐具彻底清洁、消毒，保持厨房清洁，防四害。低菌饮食——食物煮熟后再放入高压锅内再压15~20分钟，不吃生冷食物；无菌饮食——食物煮熟后再放入高压锅内再压30~50分钟，不吃生冷食物。

❖ 相关副作用

恶心、呕吐

宜选择清淡、易消化的食物，少量多餐。避免进食高糖、高脂、产气过多和辛辣刺激食物。以半流质和流质饮食为主，如粥、面条、汤等。在食物中加入一些生姜，以止呕。可用药膳开胃健脾，如山楂肉丁、黄芪、山药、萝卜、陈皮等。水果可选择柠檬，具有止呕的作用。

口腔溃疡

应给予软食或半流质饮食，避免烫食。食用清淡易消化且富有营养的食物，如蒸蛋、豆腐、瘦肉、稀粥、面条等。避免食用太热、生硬、粗糙、酸性强及刺激性大的食物。食物应在高压锅内彻底蒸熟，以保持食物的清洁无菌。

便秘

多食用富含维生素A、维生素C、维生素E的新鲜蔬菜、水果。富含粗纤维的糙米、豆类、山芋等食物，多喝水。多食萝卜、蒜苗、生黄瓜等产气食物。在食物中添加麻油、蜂蜜等助通便的食物。

特殊用药饮食

门冬酰胺酶化疗期间，低脂饮食预防胰腺炎的发生，不吃叉烧、肥肉、鸡皮、奶油等，喝汤时应去掉浮油；在诱导缓解及用大剂量甲氨蝶呤期间，鼓励多饮水，预防因大量白细胞破坏引起的高尿酸血症，同时也有利于药物的排泄。

❖ 化疗前后饮食

化疗用药当天

可将早餐提前1小时、晚餐推后1小时，拉开反应时间，可避免或减轻发生恶心、呕吐等消化道反应。

化疗期间早餐

应进食清淡的食物，量取平时的一半，3~4小时后进行静脉化疗，此时食物已经基本消化排空，可有效减轻化疗所致的呕吐症状。

化疗前2小时

不建议大量进食，以避免食物囤积在胃部引起不适，化疗2小时内消化道反应较重应避免进食。

口服化疗药

没有特殊要求建议在饭后半小时服药，这样待血药浓度达高峰时，已呈空腹状态，可以有效减轻消化道反应。

每日液体量

由于化疗期间，使用的药物会影响患者的肾脏等器官，大量的饮水可以促进患者排尿，能减轻药物的毒性，化疗期间，每日的液体量需比原来增加50%以上，达2~3L，以减轻药物对消化道黏膜的刺激，有利于毒素的排出。

❖ 禁忌食物

不吃酸渍食物(不包括糖醋味)、霉变、烧烤、烟熏食品，以及含色素、香精的食物；不吃油腻和生冷食物；忌含糖饮料，限制高能量的食物，如甜品、腊肠、肥肉、油炸食品等；限制摄入红肉并避免加工肉，可用豆制品及白肉代替部分红肉的摄入；限制腌制食物和食盐的摄入量。

5. 探秘“植入式静脉输液港”

肿瘤患者的化疗其实属于一种静脉输液治疗，但与普通输液不同的是，化疗药水不能从普通的外周静脉输入，需要依靠一些特殊的装置。

❖ 什么是植入式静脉输液港？

植入式静脉输液港（VPA）又称植入式中央静脉导管系统（CVPAS），是一种可植入式皮下、长期留置在体内的静脉输液装置，主要由供穿刺的注射座和静脉导管系统组成。该装置可减少反复穿刺的痛苦和难度，同时可将各种药物直接输送到中心静脉处，防止刺激性药物对外周静脉的损伤，克服了静脉留置针无法长期留置的难题，是患者静脉输液的永久性通道。

❖ 哪些患者适合使用VPA？

- 需长期静脉输液者；
- 肿瘤化疗；
- 完全胃肠外营养的患者。

❖ 哪些患者不适合使用VPA？

- 穿刺局部确诊或疑似感染、菌血症或败血症症状；
- 患者体质、体形不适合任何规格的VPA尺寸；
- 患者确诊或疑似对VPA材料有过敏反应；
- 严重的肺阻塞性疾病；
- 预穿刺部位曾经做过放疗；
- 预插管部位有血栓形成的迹象或进行过外科手术。

❖ 与经外周静脉穿刺中心静脉置管术相比，VPA的优缺点

VPA与传统的经外周静脉穿刺中心静脉置管术（PICC）孰优孰劣呢？这两种装置都可以将药物通过导管直接输送到中心静脉处，依靠局部大流量、高速度的血液迅速稀释和播散药物，防止刺激性药物，尤其是化疗药物、营养支持液、高浓度电解质对血管壁的刺激和损伤，减少血管硬化的机会。

优点

- 维护频率低：PICC需每周进行维护；VPA一般为非治疗期间每4周冲管一次，既减轻了患者的痛苦，又减少了护士的工作量。
- 日常活动不受限制：PICC因接口暴露体外，容易拖出，且活动时易造成渗漏，因此日常生活受到限制；静脉港植入后患者因无创口，其日常生活不受限制，不需要换药，可洗澡、游泳，接受药物治疗方便又轻松，大大提高生活质量。
- 感染率低：PICC的接口暴露在体外，因此其感染率较VPA高，VPA具有PICC不可替代的优越性。
- 使用寿命长：PICC接口一般为肝素帽或可莱福帽，每周需更换，一般寿命为1年左右；VPA采用不易损伤的、具有自动愈合功能的硅胶穿刺隔膜，使注射座的穿刺次数可高达2000次，使用寿命一般可达5年。
- 对患者自身血管要求低：PICC血管条件差不能植入；VPA对外周血管条件并无要求。

缺点

- 使用时需要额外耗材：PICC无须专用的无损伤针；VPA必须使用专用的无损伤针，对患者造成一定的经济负担。
- 植入时需要麻醉：PICC植入无须麻醉，经过一定培训的护理人员就可操作完成；VPA的植入需在局麻下进行颈外静脉切开置管，取出时也要进行局部麻醉手术，有创操作限制了VPA的广泛应用。
- 不易观察：PICC接口暴露在体外，可对其局部情况进行观察；VPA因全部埋于患者体内，导管的情况无法观察。

第三节 内分泌治疗

1. 不要小看每天一片药

乳腺癌的治疗除了手术和放化疗，内分泌治疗也占据着非常重要的部分。作为女性最常见的恶性肿瘤，它的发病常与遗传有关，且40~60岁之间绝经期前后女性发病率较高。研究证实，乳腺癌的发生、发展与雌激素密切相关，临床上通过使用一些药物来阻断雌激素对乳腺癌细胞的促进作用，从而达到抑制肿瘤细胞生长的目的，这就是“内分泌治疗”。而雌激素受体（ER）与孕激素受体（PR）则是衡量乳腺癌患者能否进行内分泌治疗的重要指标。

促黄体生成素释放激素类似物如戈舍瑞林、亮丙瑞林等药物，适用于绝经前或围绝经期的患者，通过每月或每3个月一次皮下注射抑制卵巢降低雌激素水平，起到抑制肿瘤的作用。主要的副作用有面部潮红、多汗、性欲下降等不良反应，此类反应为药理学作用，很少需要中断治疗，乳腺癌患者应继续治疗。

雌激素受体拮抗剂如他莫昔芬、托瑞米芬等代表药物，适用于绝经前的患者，每天口服一片（他莫昔芬20mg/d，托瑞米芬60mg/d），通过与乳腺癌细胞中雌激素受体的结合，阻断雌激素与受体结合，从而消除雌激素对乳

小贴士

内分泌治疗包括非药物治疗和药物治疗。非药物治疗包括切除卵巢、肾上腺、垂体等手术治疗及放疗照射双侧卵巢等。药物治疗包括促黄体生成素释放激素类似物、雌激素受体拮抗剂、芳香化酶抑制剂。

腺癌细胞的生长和繁殖的刺激，抑制乳腺癌的发展。主要的副作用有子宫内膜增厚、血栓形成、短时间恶心、潮热等。患者在服药期间，每3个月复查一次彩超，预防子宫内膜增厚，如果出现子宫内膜增厚，可做诊刮治疗；平时应改掉“久坐不动”的习惯，多起身活动，预防血栓的发生。雌激素受体下调剂如氟维司群，主要用于晚期乳腺癌的治疗。

芳香化酶抑制剂如来曲唑、阿那曲唑、依西美坦等代表药物，适用于绝经后患者，每天口服一片，通过抑制从雄激素转雌激素过程中的芳香化酶，阻止了雄激素向雌激素转化，降低雌激素的水平，从而减少雌激素对乳腺癌细胞的刺激，抑制乳腺癌的发展。主要的副作用有骨质疏松、骨痛、肌肉疼痛、阴道干燥、血脂异常等不良反应。患者在服药期间，可口服钙剂和维生素D；平时进食富含钙质食物，如虾皮、豆腐、芝麻酱、海带、奶酪、银耳等；适当户外活动（每周3~4次：20分钟行走、慢跑或其他有氧健身运动）和日照（下午3点后，20~30分钟为宜）；避免嗜烟、嗜酒，慎用影响骨代谢的药物等多种干预措施来预防骨质疏松及骨折的发生。

内分泌治疗需要5年甚至更长时间，不要小看每天一片药，患者一定要坚持治疗。内分泌药物对子宫内膜、肝功能或其他器官会产生影响，所以需要定期的全面复查。患者应面对现实、积极治疗、生活规律、营养合理，配合随访，便于医生掌握病情。

2. 乳腺癌的内分泌治疗与月经的关系

内分泌治疗是乳腺癌重要的规范化治疗手段之一，但每位患者的年龄不同、病期不同，服用的内分泌药物也不同，这些竟然都与月经有关，那我们就来科普一下月经与乳腺癌内分泌治疗之间的关系。

卵巢功能的判断对内分泌治疗药物的选择非常重要，治疗药物总体上分为绝经前和绝经后药物两种，因此，有无绝经影响着药物的选择。满足以下任意一条者，都可认为达到绝经状态：①双侧卵巢切除术后；②年龄≥60岁；③年龄小于60岁，自然停经≥1年，在近1年未接受化疗、三苯氧胺、托瑞米芬或卵巢去势的情况下，FSH和雌二醇在绝经后范围内；④年龄小于60岁，正在服用三苯氧胺或托瑞米芬的患者，FSH和雌二醇水平连续两次在绝经后范围内。

小贴士

根据2021年乳腺癌诊疗指南，绝经的定义为：绝经可分为自然绝经和人工绝经，一般是指月经永久性终止，提示卵巢合成的雌激素持续性减少。但如果是药物（如化疗或内分泌治疗等）引起的停经，则需反复且连续多次测定血液中的激素水平，并到专科医生处就诊，以判断月经状况。

很多患者在化疗期间或者化疗后月经不来了，其实这个是化疗相关性闭经。化疗相关性闭经发生后，月经会不会回来跟年龄和化疗药物等因素有关，如果年龄小，月经来潮是正常的生理现象，并不能说明预后差。化疗期间停经，一直持续到内分泌治疗，然后在内分泌治疗的某一天，月经又“来了”。相对年轻的患者在化疗后卵巢功能会慢慢恢复，而月经的到来正是卵巢功能趋于正常的一个表现。所以内分泌治疗期间“来月经”是正常的。许多患者认为内分泌药物就是停经药，服药后月经不再来就证明药物起作用，雌激素被很好地控制住了。这是一个误区，原因在于这些患者认为内分泌药物的最终效果都是抑制雌激素的产生。其实不然，内分泌药物分两种，一类是通过阻止体内正常雌激素和孕激素与乳腺癌细胞表面激素受体的结合，让雌激素无法刺激到癌细胞，使其停止生长；另一类则是通过直接抑制雌激素的产生，来抑制癌细胞。让我们想象一下，一把错误的钥匙（他莫昔芬）插进门锁（乳腺癌表面激素受体）中，可以很合适地插入，但无法转动，而正确的钥匙（正常雌激素）因为锁孔（乳腺癌表面激素受体）被占无法开锁。这样癌细胞无法接受正常雌激素的刺激，肿瘤停止生长。他莫昔芬不是抑制雌激素的产生，而是阻止已经产生的雌激素与乳腺癌表面激素受体的结合，所以“月经来了”跟药效并没有关系。而绝经后患者的内分泌药物（芳香化酶抑制剂）可以有效地减少体内雌激素水平，起到减少“钥匙”的作用，因而减少其对癌细胞的刺激。

绝经前内分泌药物的作用是阻止体内雌激素和孕激素与乳腺癌细胞表面激素受体的结合，让癌细胞无法接触雌激素而停止生长，但雌激素还是在产生的，所以月经还是会有，不能说明药物没有效果。有些患者在医生的建议下使用“肚皮针”，即“药物去势”。用药物抑制卵巢功能，降低雌激素，从而使人处于绝经后水平。这个结论源于2014年的相关研究，对于年龄<35岁、≥4个淋巴结转移、化疗后未绝经的中高危人群，在内分泌治疗中联合使用卵巢去势，可以获益。而且在药物去势的情况下，使用绝经后常用的芳香化酶抑制剂比绝经前的他莫昔芬效果好。但注意这个联合方案适用中高危人群，并不是适用所有绝经前患者，因为相应的副作用很多，需不需要抑制月经还要结合患者的具体情况及医生的建议。

总的来说，对绝经前的患者，化疗停经后，内分泌治疗期间“来潮”是正常的，不用太过紧张。当然，如果心里实在放不下也可以去医院与医生沟通，康复过程中保持好的心态同样很重要。内分泌治疗是预防雌激素受体阳性患者转移的“保护伞”，对每个人来说，没有最好，只有最合适，要根据具体情况制订最合适的治疗方案，同时记得定期复查，根据需要及时调整治疗方案。

第四节 放疗

1. 乳腺癌保乳术后放疗

保乳术后放疗可提高局部区域控制率,并给浸润癌患者带来生存获益。保乳术后放疗推荐在完成所有辅助化疗后进行;如果无辅助化疗指征,术后放疗建议在术后4~8周内开始,导管原位癌可适当推迟至12周内开始。

保乳术后全乳放疗适用于N0期和无高危因素的N1期患者,可采用常规分割放疗和大分割放疗模式。目前大分割放疗主要应用于单纯全乳放疗(无论年龄、疾病分期或是否使用全身治疗),可采用三维适形放疗(IMRT)技术,关键是放疗计划应满足达到剂量均匀性目标。

对于接受保乳手术的女性乳腺癌患者,原则上术后均要接受放疗,同时充分考量患者的伴随基础疾病及其对预计生存期的影响,尊重患者自身意愿,合理选择适合患者的,予以考虑豁免术后放疗。

❖ 保乳术后加速部分乳腺照射(APBI)

APBI是指保乳手术后采用更有针对性的仅照射瘤床区及周围1~2cm的乳腺组织,同时增加单次照射分割剂量、频次的局部放疗来代替常规全乳放疗。采用APBI可减轻急性反应,更好地保护心肺等重要器官,同时具有显著缩短放疗疗程、方便患者、节省资源等优点。

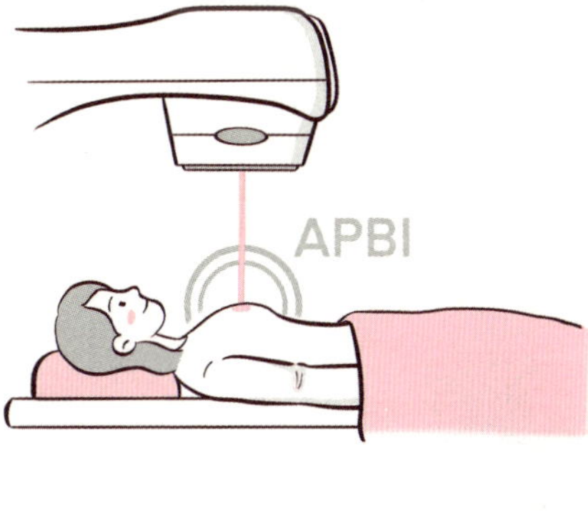

2. 乳腺癌改良根治术后放疗

❖ 无新辅助化疗改良根治术后放疗

乳腺癌乳房全切术后选择复发风险较高的患者进行放疗，可降低局部区域复发率、肿瘤失败率（局部区域复发和远处转移）、乳腺癌死亡率，最终降低总死亡率。

❖ 新辅助化疗后改良根治术后放疗

新辅助化疗后的辅助放疗决策尚无Ⅲ期随机对照临床试验结果可以参考，目前推荐为结合患者新辅助化疗前的临床分期和新辅助化疗后的病理分期，结合患者、肿瘤特征，进行放疗决策。

❖ 照射范围

胸壁和锁骨上淋巴引流区是术后放疗的主要靶区。对于pT3N0期患者，无高危因素（如HR阳性、无脉管瘤栓、分级低等）时，可考虑单纯胸壁照射。内乳照射建议应用现代精准放疗技术，以便准确评估心脏等正常组织照射剂量，同时把握全身治疗及放疗对心脏相关损伤与内乳预防照射的获益与风险，必要时多学科充分沟通，或鼓励患者参加临床试验。

腋窝淋巴结清扫彻底的患者，不需要预防照射。腋窝放疗可用于具有腋窝复发高危因素的患者，但需要权衡肿瘤复发风险和放疗增加淋巴水肿的风险。

3. 乳腺癌重建放疗

乳房全切术后乳房重建患者的放疗指征与相同分期、未做重建的患者一样，但在决策时需要额外权衡重建植入物的放疗并发症风险，以及重建对放疗技术的挑战。

自体重建组织可以很好地耐受放疗，放疗未增加自体重建患者的并发症风险。假体重建术相较自体重建易实施，近些年的使用逐年上升，放疗增加假体包膜挛缩风险，降低美容效果。分阶段重建时，放疗介入时机可在永久假体植入之前或之后。在永久假体植入之前放疗，直接照射组织扩张器，对后续的假体包膜挛缩影响小，但重建失败率增高。在永久假体植入之后放疗，重建失败率低，但包膜挛缩并发症增加。此外，放疗介入时机的选择还需要考量因植入永久假体手术而导致的放疗延迟对肿瘤疗效影响，对复发高危患者最好不要过长延迟放疗。

放疗需要照射同侧胸壁+区域淋巴引流区，RNI原则同未做重建的患者。

4. 初诊Ⅳ期乳腺癌术后局部放疗

初诊Ⅳ期乳腺癌系统治疗后局部区域手术和放疗可显著降低局部区域复发率，但未提高总生存率。局部区域治疗首选手术，术后局部区域放疗推荐用于保乳术后或T3-4/N+的全乳切除患者，或通过多学科讨论来确定。原发肿瘤破溃、出血时，可给予姑息性局部治疗。积极的局部治疗可能会对某些患者(如全身治疗反应好、转移病变局限、肿瘤生物学行为偏惰性等)存在生存获益。无法手术或拒绝手术者，可以直接选用放疗。

5. 晚期转移性乳腺癌的放疗

❖ 骨转移的放疗

放疗是乳腺癌骨转移姑息性治疗的有效手段，可缓解骨痛、减少病理性骨折的风险。体外照射是骨转移姑息性放疗的常用方法。有症状的骨转移灶，以缓解骨痛或恢复功能为主；负重部位骨转移如脊椎或股骨的放疗，可预防病理性骨折；长骨病理性骨折、椎体压缩或变形，可予以外科固定后进行局部放疗；预防椎体转移进展为脊髓压迫；出现脊髓压迫，评估能否予以外科减压，如不能实施减压/固定术，可予以急诊放疗。

❖ 脑转移的放疗

乳腺癌脑转移全身药物治疗的效果有限，需结合放疗和(或)手术治疗。对于脑转移灶数目有限(1~3个)，病灶直径>3cm，病灶出现明显水肿或占位效应，卡氏评分良好或需要活检明确病理及分子亚型时，可优先考虑手术切除。若脑转移数目1~4个，病灶位于特殊位置(如基底核、脑干或功能区等)存在手术禁忌。卡氏评分良好可优先考虑立体定向放射外科(SRS)或分次立体定向放疗(FSRT)，或对有症状的较大病灶进行手术切除联合术后放疗，对其他较小的病灶则进行SRS。肿瘤直径>3cm或放疗照射体积>10cm^{3}或>12cm^3，优先考虑FSRT。若患者卡氏评分<70分，脑转移灶进展迅速、弥漫性脑转移或脑膜转移，应优先考虑全脑放疗(WBRT)。转移灶数目有限(1~3个)的脑转移患者，接受R0手术切除或SRS后，WBRT不作为常规推荐。

6. 隐匿性乳腺癌术后放疗

隐匿性乳腺癌(OBC)是以腋窝转移淋巴结或者其他部位远处转移为首发症状就诊，经过临床体格检查及影像学检查，甚至术后病理学检验均未能发现或不能确定乳腺内病灶的一类疾病。OBC以腋下肿块为首发症状者最为多见，诊断需要病理证实为转移性腺癌，来源于乳腺。乳腺钼靶、超声，特别是MRI检查均未发现乳腺内病灶，才能诊断为隐匿性乳腺癌 。需要与乳腺腋尾部癌、副乳腺癌(ABC)相鉴别，并排除其他脏器来源的以淋巴结转移为首发症状的恶性肿瘤疾病。

OBC相当于AJCC分期中T0N1-2M0期(Ⅱ~Ⅲ期)，治疗原则与相同分期的非隐匿性乳腺癌相仿。手术可采用乳房全切+腋窝淋巴结清扫术或保乳+腋窝淋巴结清扫术。保乳可以是完整地保留乳房，不进行手术干预，也可以是可疑病灶所属象限的象限切除。目前认为乳房全切和保乳术的疗效无差别，临床上越来越多地采用保乳术。术后放疗指征、照射范围和剂量参考相同分期的非隐匿性乳腺癌。值得注意的是，保乳术后全乳放疗后不需要瘤床补量；乳房全切术后除了照射淋巴引流区，一般还需要照射全胸壁。

7. 副乳腺癌术后放疗

副乳腺癌最常见于腋窝部位，既往副乳腺显著或哺乳期及经期腋下胀痛者，支持ABC的诊断。ABC确诊依靠病理学诊断，诊断ABC应注意病灶位于副乳腺内，与正常乳腺组织不连续，而是完全独立的结构；镜下癌旁组织可见乳腺大导管、导管内癌或正常腺小叶结构。应注意与乳腺尾叶部癌、隐匿性乳腺癌、淋巴瘤、腋窝部汗腺癌及其他器官恶性肿瘤的腋窝淋巴结转移等相鉴别。手术多采用副乳腺区扩大切除+同侧腋窝淋巴结清扫。如果手术已完整切除全部的副乳腺组织，并且未见腋窝淋巴结转移，则不需要术后放疗。如果手术进行副乳肿物切除或扩大切除,类似常规乳腺癌中的保乳手术,术后放疗范围包括副乳腺。如果同时存在区域淋巴结转移,术后区域淋巴结的预防照射原则及照射范围参考常规乳腺癌的术后放疗原则。照射剂量分割也参考常规乳腺癌。

8. 质子、重离子治疗技术

质子、重离子在乳腺癌术后放疗中显示出明显的剂量学优势,在靶区剂量满足的前提下,正常组织及器官受照射体积明显减少,特别是心脏、肺等重要器官,也有望进一步减少继发性肿瘤的发生率。质子、重离子应用于乳腺癌治疗还处于起步阶段,需数年才能够获取治疗的长期临床数据,包括远期疗效、不良反应、性价比等。另外,由于设备非常昂贵,也限制了其广泛的临床应用。

9. 放疗不良反应和处理

乳腺癌术后放疗常见的并发症有全身反应如乏力、骨髓抑制,局部放射性皮肤炎、放射性肺炎、上肢淋巴水肿、放射性皮肤纤维化、放射性肺纤维化、放射性心脏损伤、放射性臂丛神经损伤,照射野内锁骨、肋骨骨折,放射诱发第二原发肿瘤等。

❖ 放射性皮肤损伤

放射性皮肤损伤多在放疗3~4周后出现,皮肤可出现色素沉着、毛囊扩张、汗毛脱落、红斑、水肿,严重者会出现水疱、破溃。主要的预防措施包括:穿宽大柔软内衣、避免皮肤摩擦;保持胸壁、乳房及腋窝处皮肤清洁干燥;避免阳光及紫外线直射等。轻度的放射性皮炎不需要治疗,放疗结束后即可慢慢自行恢复。比较严重的放射性皮炎可以通过局部涂抹激素类药膏或者激素+抗生素联合治疗。

❖ 放射性肺炎

放射性肺炎通常发生于放疗后的1~6个月内，主要表现为发热（多为低热）、刺激性干咳、气短、胸痛、呼吸困难等，严重者会出现呼吸功能不全。多数患者只有影像学改变而无临床症状。放射性肺炎的发生与其肺部基础疾病、肺部照体积、照射剂量、本身肺功能、肺血流灌注情况，以及是否同步化疗有关。主要预防方法是尽量降低正常肺组织受照剂量和体积。轻症者止咳对症处理。对于重症患者，糖皮质激素具有抑制免疫，减少渗出和抑制促纤维化因子产生的作用，应尽早、足量、足疗程使用。临床症状明显好转后逐渐减量至停用。合并感染时，合理使用抗生素，并给予止咳祛痰、适当吸氧等对症处理。

❖ 上肢淋巴水肿

上肢淋巴水肿多发生于腋窝淋巴结清扫术后患者，主要与腋窝淋巴结清扫及手术范围有关。另外，与淋巴引流区放疗和放疗剂量、患者体质因素、年龄等因素有关。临床表现为患侧上肢肿胀、疼痛，周径增粗，肢体变形，功能障碍。治疗上多采用保守治疗，包括患肢功能锻炼、弹力绷带压迫、物理治疗等，晚期重度淋巴水肿患者则需要手术治疗。

❖ 放射性心脏损伤

放射性心脏损伤是指放疗引起的心肌、冠状血管、心脏传导系统等组织结构的损伤，包括放射性心包炎、放射性心肌病、放射性冠心病、放射性瓣膜损伤、放射性传导系统损伤等类型。

放射性心脏损伤潜伏期长，早期多无明显临床表现和检查异常，晚期主要表现为无症状心肌缺血（隐匿性冠心病）、心律失常、心包炎、心绞痛、心肌梗死、缺血性心力衰竭，甚至猝死。

目前对于放射性心脏损伤缺少有效、特异的治疗方案，预防为主，尽量降低正常心脏组织受照剂量和体积。治疗上，减少放射性心脏损伤的危险因素。

❖ 臂丛神经损伤

腋窝、锁骨上区放疗后，臂丛神经会受到不同程度的照射，有一定的损伤风险。放射性臂丛神经损伤是指神经组织在受到放疗后发生的延迟性局部损伤。临床表现为感觉改变如麻木、刺激感，神经性疼痛，上肢无力等。放射性臂丛神经病变不可逆，且发生后多呈慢性进展逐渐恶化趋势，目前缺乏有效治疗手段，因此，该病重在预防，减少臂丛神经的受照剂量。治疗上，可通过药物营养神经，低频电脉冲治疗及运动功能训练等康复治疗手段减轻患者症状，严重者可手术治疗。

第五节 靶向治疗

1. 乳腺癌术后靶向治疗

乳腺癌靶向治疗作为继手术、放疗、化疗三大传统治疗手段之外的一种全新的治疗方法，具有特异性强、疗效显著、毒性反应小等优点，伴随着药理学和分子生物学研究的深入，靶向药物的研究和应用也取得了突破性进展。目前乳腺癌靶向治疗所针对的靶点或通路主要包括HER-2、VEGF、EGFR、PARP、PI3K/Akt/mTOR、CDK4/6等。

❖ 针对HER-2靶点药物

HER-2在正常组织中不表达，但在肿瘤组织中过表达。20%~30%的乳腺癌患者发现HER-2基因过表达，其高表达与乳腺肿瘤的发生、发展、预后和转移密切相关，且该类乳腺癌侵袭性强，预后差。抗HER-2靶向药物出现后改善了乳腺癌患者的预后，靶向HER-2的药物主要分三类：第一类是单克隆抗体，包括曲妥珠单抗和帕妥珠单抗；第二类是小分子酪氨酸激酶抑制剂，代表药物为拉帕替尼、吡咯替尼；第三类药物为单克隆抗体和化疗药的偶联体，代表药物为抗体偶联药物曲妥珠单抗-emtansine（TDM1）。

曲妥珠单抗

曲妥珠单抗是全球首个针对HER-2人源化单克隆抗体，与HER-2受体胞外Ⅳ区域特异性结合，抑制HER-2受体活化。该药物1998年由美国食品药品管理局（FDA）批准上市。研究表明，曲妥珠单抗辅助治疗1年，可使乳腺癌复发相对风险降低46%~52%，死亡相对风险降低约33%。联合化疗可显著改善新辅助治疗的病理完全缓解率（pCR）、客观缓解率（ORR）和疾病无进展生存期（PFS）。但需注意曲妥珠单抗的心脏毒性。

帕妥珠单抗

帕妥珠单抗是第2个针对HER-2靶标的重组人源化单克隆抗体，与HER-2受体胞外Ⅱ区域特异性结合，抑制HER-2受体活化。帕妥珠单抗联合曲妥珠单抗可治疗曲妥珠单抗单药治疗失败的转移性乳腺癌患者，且能够改善患者的临床缓解率。帕妥珠单抗单药使用对于心脏具有毒性作用，但这种副作用远小于曲妥珠单抗。

拉帕替尼

拉帕替尼是喹唑啉衍生物，一种口服新型小分子酪氨酸激酶抑制剂，可同时作用于EGFR和HER-2两个靶点。拉帕替尼口服耐受性好，能够透过血脑屏障，联合化疗对于乳腺癌脑转移患者疗效较好。目前拉帕替尼主要应用于曾接受过化疗和曲妥珠单抗治疗的HER-2过表达患者的二线治疗。研究显示，联合曲妥珠单抗和拉帕替尼这两种靶向药物治疗一线治疗后进展的HER-2阳性乳腺癌患者效果优于单独使用拉帕替尼，其主要表现在PFS明显延长，临床获益率明显提高，总生存(OS)有明显改善的趋势。拉帕替尼也表现出了心脏毒性，但与曲妥珠单抗相比毒性较轻。

TDM1

TDM1是曲妥珠单抗与微管抑制剂美坦辛DM1偶联在一起的一种新型HER-2靶向治疗药物。它不仅具有曲妥珠单抗的靶向治疗作用及细胞毒物的抗肿瘤作用，更能促进细胞毒性药物与HER-2表面受体结合，增强对肿瘤细胞的杀伤力，降低不良反应。TDM1单药疗效优于拉帕替尼联合卡培他滨，可显著延长mPFS和OS。目前临床上TDM1已经取代拉帕替尼成为HER-2阳性晚期乳腺癌曲妥珠单抗治疗失败的二线标准治疗。

❖ 针对*VEGF*靶点的药物

血管内皮生长因子(VEGF)是血管生成的关键因素，而血管新生是导致肿瘤发生、发展、转移的主要原因，因此，靶向血管新生的治疗也是乳腺癌治疗的重要策略之一。目前，可应用于乳腺癌的抗血管新生药物包括：靶向VEGF的贝伐单抗和靶向血管内皮细胞生长因子受体2(VEGFR2)的雷莫卢单抗，以及多靶点的索拉非尼和舒尼替尼。

贝伐单抗

贝伐单抗是全球首个针对血管内皮生长因子A（VEGF-A）亚型的重组DNA人源化单克隆抗体，可选择性地与VEGF结合并阻断其生物学活性，影响新生血管的形成，从而抑制肿瘤的生长。

❖ 针对mTOR的药物

磷脂酰肌醇3激酶/蛋白激酶B/哺乳类动物雷帕霉素靶蛋白（PI3K/Akt/mTOR）是细胞内存在的一个重要的信号通路，在乳腺癌的发生、发展过程中，PI3K/Akt/mTOR通路发挥重要作用。

依维莫司

依维莫司是mTOR靶蛋白的抑制剂，大量研究证明，依维莫司通过抑制PI3K/Akt/mTOR通路活性，逆转芳香化酶抑制剂耐药。依维莫司联合曲妥珠单抗应用于HER-2阳性乳腺癌能逆转曲妥珠单抗的耐药性，同时增强曲妥珠单抗的抗肿瘤活性。对于芳香化酶抑制剂治疗失败的绝经后晚期乳腺癌患者，换用其他内分泌药物联合依维莫司将成为逆转内分泌治疗耐药的新策略。2012年7月FDA批准依维莫斯用于治疗激素受体阳性、HER-2阴性绝经后晚期乳腺癌患者。

❖ 针对CDK4/6抑制剂

CDK4/6即细胞周期蛋白依赖性激酶4和6，是人体细胞分裂增殖周期的关键条件蛋白，可触发细胞周期从生长期向DNA复制期转变。CDK4/6在很多恶性肿瘤尤其是激素受体阳性的乳腺癌中过度活跃，表现出显著活性，促使癌细胞增殖扩散，而CDK4/6抑制剂则可将细胞周期阻滞于生长期，从而发挥抑制肿瘤细胞增殖的作用。

目前，全球共批准四款CDK4/6抑制剂，即辉瑞的Palbociclib（Ibrance，哌柏西利）、诺华的Ribociclib（Kisqali，瑞波西利）、礼来的Abemaciclib（Verzenio，阿贝西利），以及国产恒瑞的达尔西利。

❖ 针对BRCA1/2突变的PARP抑制剂

聚腺苷二磷酸核糖聚合酶(PARP)通过影响DNA损伤修复,造成DNA损伤累积,最终诱导肿瘤细胞凋亡。在三阴性乳腺癌中,由于BRCA1/2常缺陷或突变,PARP抑制剂(PARPI)能抑制BRCA1/2介导的同源重组DNA修复,达到促进肿瘤细胞凋亡的目的,从而可增强放疗及烷化剂和铂类化疗药物的疗效。目前,iniparib、veliparib和olaparib作为PARP抑制剂的代表均在进行相关的临床试验。

❖ 抗癌新星ADC

ADC药物由单克隆抗体、细胞毒性药物和连接子三部分组成。单克隆抗体是精准的“导航系统”,能识别癌细胞表面的特定抗原;细胞毒性药物是强大的“杀伤武器”,可破坏癌细胞的DNA或微管系统;连接子则是稳定的“连接装置”,确保药物在到达目标前不会“脱轨”。

以乳腺癌治疗中的明星药物DS-8201为例,当DS-8201进入人体后,其抗体部分会精准识别HER2阳性乳腺癌细胞,与之结合后,药物部分迅速释放,对癌细胞实施致命打击。这种精准打击不仅提高了疗效,还大大降低了对正常细胞的伤害,让患者免受传统化疗“杀敌一千,自损八百”的痛苦。

❖ 小分子靶向药物

这是另一类抗癌利器。它们就像一把把特制的“分子钥匙”,能精准插入癌细胞生长信号通路中的关键“锁孔”,阻断癌细胞的增殖信号。这类药物通常以口服形式给药,针对不同靶点,用于HER2阳性晚期进展或高风险类型乳腺癌。患者在家即可完成治疗,极大提高了治疗的便利性。

随着医学技术的进步,乳腺癌治疗正在从“粗放式”向“精准化”转变。ADC药物和小分子靶向药物的出现为乳腺癌患者带来了新的希望。这些药物在人体内展开“精密行动”,以最小代价换取最大的治疗效果。未来,随着更多创新药物的研发,乳腺癌治疗必将迎来更加光明的前景。

第六节　中医药治疗

1. 中医带你认识乳腺增生

乳腺增生在中医上称为“乳癖”。古人认为“妇人以任冲为本，若失于调理，冲任不和，或风邪所袭，则气壅不散，结聚乳间，或硬或肿，疼痛有核”。意思是说，女性是以冲任两脉为基础来调节体内气血运行及生殖系统的相关运作，冲任二脉失调会引起月经失调、女性内分泌紊乱。我们的身体受到焦虑、抑郁、愤怒等不良情绪或过大压力影响时，体内会气血运行失调，则气机郁滞于乳房，造成乳腺疼痛、结节和肿块，从而生成“乳癖”。

❖ 什么样的人容易得“乳癖”？

中医理论认为，肝肾两经及冲任两脉与乳房健康的关系最为密切。肝郁气滞、情志内伤对乳腺疾病的发生、发展有重要影响。现代女性长期处在工作紧张、竞争激烈的生活环境中容易引起冲任失调、肝肾不足。

情绪不定，烦躁易怒

肝主疏泄，肝负责调节我们体内气的运行，情绪不好了，肝气不能正常运行了，气机就会郁阻在我们的乳房里；气能行血，气能推动血液的运行，气郁则血瘀痰凝，久而聚成肿块发病，所以我们在平时生活中要保持良好的情绪状态，少生气。

工作压力大，过度劳累

工作压力大会引起肝气郁滞、气机失调；过度劳累不仅会耗伤我们的元气，长久下去也会损伤脾胃，脾胃之气可以滋养肾精，脾胃虚弱日久导致肾气衰弱，冲任二脉无法得到滋养，导致乳癖的产生。所以平时我们要适度缓解压力，找到一些可以缓解压力的兴趣活动，保持良好的心情，避免亚健康状态。

过食生冷肥腻，体重偏胖

脾胃为后天之本，将我们吃进去的食物转化为水谷精微滋养全身，同时脾胃之气滋养肾精。过度食用生冷、肥腻食物会加重我们的脾胃负担，造成脾胃虚弱，运化失调，痰湿内生。痰湿黏滞，容易阻滞气的运行，痰气互相郁结，经络不通，形成乳癖。而体重偏胖的人，脾虚痰湿体质较多，运动偏少，脾胃虚弱，痰湿内阻，同样会造成乳癖的生成。所以要保持良好的饮食习惯，少吃过于生冷、肥腻食物，适度运动，保持健康状态。

❖ 得乳癖的人都是同一种类型吗？

中医通过辨证把患者的不同体质及表现分成不同的证型，临床上乳腺增生主要有任冲失调型、肝郁气滞型、痰瘀凝结型3种类型，我们来看看这3种类型都有什么表现。

任冲失调型

这类多见于中年女性。乳房胀痛或隐痛、乳房肿块大小及疼痛等症状月经前加重，经后缓解。伴有腰酸乏力、神疲倦怠等表现，月经不调，经量少，色淡，或闭经。

肝郁气滞型

肝郁气滞型人群多见于青壮年女性。平常精神压力大、情绪不定易焦虑暴躁的人比较多。肿块体积及疼痛症状会伴随情绪变化而变化，可伴随胸闷胁胀、头晕、耳鸣、烦躁等表现，且经期可提前，月经前乳头、乳房胀痛会更加明显，经后可有所缓解。

痰瘀凝结型

痰瘀凝结型人群多表现为形体比较消瘦，乳房内多个肿块，肿块质韧，有针刺样疼痛，面部有色斑，面色暗淡无光泽，月经通常滞后，经血中含有血块，大便干燥，舌质红。

2. 乳腺增生别惊慌，中医药调理有妙招

近年来乳腺健康越来越受女性朋友的关注，乳腺增生则是常见的乳腺良性疾病。受快节奏生活和高压工作的影响，近年来，乳腺增生的发病率不断升高，且呈低龄化发展趋势，越来越多的年轻女性开始出现乳腺增生。那么中医有没有好的调理办法呢？

下面我们就一起来看看有哪些常见的中医调理方法吧！

❖ 按摩

在科学的认知和专业指导下，正确的乳房按摩手法确实对乳腺健康有一定益处。适度的按摩不仅能促进局部血液循环，还有助于缓解因乳腺增生引起的生理性胀痛。请注意，按摩的操作方式与适用范围需谨慎把握。

中医穴位按摩是乳腺增生常用的调理方法之一。它主要调理经过乳房的9条经络和相关穴位，重点按摩经过乳房的脾经、胃经、肾经、肝经等重要穴位。按摩步骤如下：

第一步，以乳头为中心，用指腹顺时针轻柔地环形按摩乳房，同时配合深呼吸。这样可加速乳房组织代谢，改善经前乳房的充血状态。

第二步，以腋下极泉穴为中心，由手臂内侧轻推至腋下，再由腋下轻推至胁肋部。对于腋下瘀堵者，这样可促进淋巴回流，改善乳房周围的血液循环。

第三步，由上而下沿胸骨柄（天突穴）向下推至两乳之间（膻中穴），再到剑突（鸠尾穴），用指腹轻推。之后用手掌由剑突（鸠尾穴）顺两侧肋骨轻推，以疏通任脉，达到宽胸理气的效果。

正确的按摩手法能疏通经络、畅通乳管，从而有效改善乳腺增生的症状。此外，规律的按摩还有助于熟悉乳房的正常触感，及时发现异常的硬块或结节。

建议健康女性每周进行2~3次轻柔的乳房护理，并在经期前适当增加按摩频次。为确保按摩效果与安全，建议选择具有资质的乳房养护师进行指导。同时，结合适度的运动与情绪管理，全面维护乳腺健康。

❖ 艾灸

艾灸的主要原理是取艾叶制作成艾绒，放置在我们的穴位上，通过燃烧对穴位和经络进行直接或间接的热刺激，从而达到保健和治病的效果。艾灸疗法能改善局部血液循环，缓解疼痛。

常用的穴位有：肝郁气滞型选用膻中、肝俞、天宗、肩井；冲任失调型选用肾俞、三阴交、缺盆、足三里；痰郁凝结型选用足三里、肝俞、肩井、合谷、缺盆等。根据不同证型选择合适的穴位。

❖ 针灸

针灸对乳腺增生有疏通经络、平衡阴阳有很好的作用。研究发现，针灸对于乳腺增生的肿块和疼痛等症状有很好的治疗作用。常用的穴位有内关、中脘、下脘、关元等。除了普通的针刺手法外，还有一些特殊的手法，如火针、针刀、穴位放血、穴位埋线等，对操作者的要求更高且痛感较强烈，但效果也更加明显。在日常应用中，针灸、推拿常联合使用，配合穴位及药物治疗，会取得更好的调理效果。

❖ 药膳食疗

中医秉承药食同源、养医同理的原则，我们在日常饮食上合理地搭配食材和药材，也可以治疗疾病。

肝郁气滞人群，即乳房胀痛、乳房结块大小受情绪影响的人群，平常饮食中可搭配一些玫瑰花、麦芽、山楂、陈皮等，加在食物中或泡水喝，可调节和梳理抑郁、烦躁的情绪，促进体内痰湿之气排出；冲任失调的人群中年女性居多，除了乳房胀痛或隐痛外，还伴有腰酸乏力、神疲倦怠等表现，要以滋补肝肾、益气养血为原则，可以用阿胶、枸杞子、桑椹子、红枣、当归等药材。

3. 新手妈妈如何预防哺乳期乳腺炎？

哺乳期乳腺炎属于中医学“乳痈”范畴，见于哺乳期女性，可出现在哺乳的不同阶段，而新手妈妈更容易“中招”。一旦发病，乳房会出现红、肿、热、痛的表现，甚至会发生脓肿，不仅影响宝宝正常的母乳喂养，还会增加新手妈妈的心理负担，降低生活质量。因此，女性在产后积极预防乳腺炎非常有必要。

预防乳腺炎，新手妈妈一定要做好“如何正确哺乳”这门功课。哺乳期要保持乳头清洁，不要让宝宝含乳头睡觉；喂奶前宜洗手，喂奶前后擦洗乳头；穿宽松舒适的哺乳文胸，避免乳房受到挤压；养成有规律的哺乳习惯，两侧乳房交替哺乳，一般每4小时一次，每次10~20分钟，避免哺乳时间过长，增加乳头皮肤皲裂引发乳腺炎的风险；如果乳汁过多，可用手挤出或用吸奶器排空乳汁，防止积乳。根据中医理论，乳房属足阳明胃经，乳头属足厥阴肝经，哺乳期乳腺炎的发生与脾、胃、肝等脏腑密切相关。那么根据易患乳腺炎的几种体质，新手妈妈还应该注意以下几点。

❖ 气郁体质

体形偏瘦，常感到情绪低落、郁闷，经常唉声叹气、胸闷，性格敏感、多疑，容易失眠。

气郁体质的新手妈妈：要适应自身角色的转换，保证充足的睡眠，保持积极乐观的情绪；避免忧思、抑郁等不良情绪，肝气郁滞，肝失疏泄，导致乳汁蓄积、排乳不畅，结聚成痈。

穴位：太冲

【取穴】位于足背部，第一趾骨间隙后方凹陷处。

【功效】疏肝理气，通经活络。

【方法】用拇指指腹点按或按揉太冲，以有酸胀感为宜。左右两穴各按1分钟，每天2 3次。

❖ 湿热体质

脾气容易急躁，面部及鼻尖油亮，易长痘及粉刺，经常感到口苦及口腔异味。

湿热体质的新手妈妈：饮食上应营养均衡，可吃一些药食同源、健脾除湿的食物调理，如山药、莲子、小米粥。另外，多吃新鲜水果和蔬菜，少吃刺激性的食物，如葱、姜、蒜等。避免产后盲目补养，恣食大量肥甘厚味，致脾胃受损，运化失司，水湿内停，郁而化热，湿热蕴结，郁热成痈。

穴位：曲池

【取穴】位于肘横纹外侧端，屈肘，当尺泽与肱骨外上髁连线中点凹陷处。

【功效】清热解毒，疏通经络。

【方法】每天早晚用拇指指腹垂直按压曲池，每次1~3分钟。

❖ 痰湿体质

体形肥胖，肚大腰圆，容易出汗，汗多且黏，痰多，口中黏腻。

痰湿体质的新手妈妈：一般认为素体肥胖的人，多痰多湿，产妇亦是如此，产后脾虚运化失调，痰湿互结，易化火成痈，饮食调养方面可服用荷叶粥、冬瓜海带薏米排骨汤等，达到健脾祛湿、化痰的功效。

穴位：阴陵泉

【取穴】位于小腿内侧，当胫骨内侧髁后下方凹陷处。

【功效】健脾利湿，理气清热。

【方法】拇指指端放于阴陵泉处，先顺时针方向按揉2分钟，再点按半分钟，以酸胀为度。

总之，养成良好的哺乳习惯、保持良好的情绪、保证均衡的饮食，以及适当对新手妈妈体质偏颇的纠正和调养，都可以积极、有效地预防哺乳期乳腺炎。

4. 乳痈——中医药知多少

初次提到“乳痈”二字，大家可能有些陌生，但说起急性化脓性乳腺炎，很多宝妈就都明白了吧！到底什么是乳痈？怎么患上乳痈？患上乳痈应该选择怎样的治疗手段呢？

乳痈就是发于乳房部位的痈肿，是由热毒入侵乳房而引起的急性化脓性疾病。常发生于产后未满月的哺乳女性，尤其以初产妇多见，相当于现代医学急性化脓性乳腺炎。

❖ 乳痈发生的病因

- 乳汁郁积是最常见的原因。乳头破损或内陷，影响哺乳，使乳汁排出不畅；乳汁过多而婴儿不能吸空，多余乳汁积存，使乳络闭阻，乳汁瘀滞化热而成痈肿。
- 肝郁胃热：不良情绪影响肝的疏泄功能，使肝气郁结；产后饮食不节，脾胃运化失司，胃热壅滞，均可使乳络闭阻不畅，郁而化热，形成乳痈。
- 感受外邪，产妇体虚汗出受风，或露胸哺乳外感风邪。

❖ 乳痈主要的临床表现

乳房局部结块，红肿热痛，伴有恶寒、发热等全身症状。乳痈发病急，如不及时治疗，局部肿块会逐渐增大，继而化脓，全身症状也会加重。因此乳痈的早期治疗非常关键。

❖ 乳痈的中医治疗

中医内治

中医治疗早期乳痈以“通”为主要法则。重点是辨证论治，根据患者症状、体征，选择中药口服，如肝气郁结、乳汁郁积为主者，处方以疏肝理气通乳为主，胃热为主者，处方以疏肝清热为主，具体还要专业中医师指导用药。

中医外治

● 中药外敷：中药外敷是早期乳痈治疗中经常使用到的方法之一，可配合中药口服同用。传统的外用药物有：将新鲜的蒲公英捣烂，外敷于患处乳房，面积可略大，厚度约3mm，以纱布或保鲜膜覆盖；如意金黄散以醋或黄酒调成糊状外敷患处等。

● 推拿疗法：采用手法排乳作用于患处，以双手五指指肚为受力点进行揉、推、挤、抓的手法，呈放射状从乳房根部向乳头方向推揉，使乳汁排出，乳房松软、结块缩小。手法按摩可以排除郁积宿乳，简便安全，对乳痈早期治疗往往具有立竿见影的效果。

● 针刺疗法：针刺取穴以循经远端取穴为主，取患侧的手太阴肺经的络穴列缺，足阳明胃经的下合穴足三里。疼痛明显者可配用梁丘、天宗、膻中。针刺尺泽能起到泻热散结、调和气血、疏通经络的作用。

● 艾灸疗法：艾灸治疗取穴膻中、乳根、阿是穴、少泽，点燃艾灸条，距穴位约3.3cm灸烤，对于减轻乳房胀痛、降低体温方面效果明显。

已有大量临床数据证实，中医药对于早期乳痈绿色、多样化的治疗，可有效地预防乳房脓肿形成，缩短治疗时间，减轻患者痛苦；尤其是中医外治法的联合运用，可降低西医治疗产生的不良反应，更关键及有意义的一点是不影响哺乳期女性正常哺乳。

5. 中医眼中的乳腺癌

❖ 古人如何称呼"乳腺癌"？

古代中医对乳腺癌已有深入认识，我国古籍医案中关于乳腺癌最早的记载见于东晋葛洪的《肘后备急方》，书中记载"若发肿至坚而有根者，名曰石痈"。随后，有多位中医大家对乳腺癌做了描述，如隋代巢元方的《诸病源候论·石痈候》、唐代孙思邈的《备急千金要方》、金代窦汉卿的《疮疡经验全书》、明代陈实功的《外科正宗》、清代吴谦的《医宗金鉴》等。

医家们将乳腺癌称为石痈、乳石痈、乳岩、妒乳、乳中结核等。

❖ 中医是如何定义和描述乳腺癌的？

乳腺癌在中医学上的定义最初源于《黄帝内经·灵枢》所记载的"疽"，"疽者，上之皮夭以坚，上如牛领之皮"。"牛领之皮"与现代临床乳腺癌患者出现的"橘皮样"皮损改变的描述相一致，是对乳岩相关症状的形象描述。晋唐时期的"石痈"一词主要反映乳房肿块的性质坚硬如石，对后世影响较大，这一称谓是"乳岩"和"乳癌"命名的起源。金元时期正式提出"乳岩"一词，至明代"乳癌"出现，可见中医对乳腺癌的临床表现早有较全面的认识，并且已认识到该病的转移性、不良预后和难治性。

❖ 中医眼中乳腺癌的发病原因

中医学认为乳腺癌是由于素体正气亏虚，阴阳气血失调，当癌邪入侵人体，正气无力驱邪外出，气滞血瘀，久则聚痰酿毒，相互搏结于乳中而成癌瘤。乳腺癌的发生与人体正气和致病邪气双方都有关系。《外证医案汇编》指出"正气虚则为岩"，《素问·评热病论》提及"邪之所凑，其气必虚"。另外，饮食不节、劳倦、内伤七情等皆可致正气虚衰，肾气疲惫，脾气损伤，肝郁气滞，冲任失调，气血痰瘀凝滞于乳络而成瘤化癌。

❖ 中医学上乳腺癌的发病机制及分类

《实用中医肿瘤学》将术前乳腺癌证型分为“肝郁气滞型、冲任失调型、热毒蕴结型、气血两虚型”四型。肝气郁结型为乳岩早期，以肝郁脾虚、血瘀痰凝为病理特点；冲任失调为肝郁气滞、肝肾亏虚、气滞血瘀、乳络不畅；毒热蕴结型为乳岩中晚期，热毒浸淫，局部扩散；气血亏虚型为乳岩晚期，正虚邪实，气阴两亏。

中医认为乳腺癌的病因主要为外邪内侵及正气不足所导致的脏腑、经络、气血、津液和阴阳失调，导致乳房生理功能异常。历代医家对本病病因的认识主要有：

- 六淫外侵，邪毒留滞：邪毒侵袭，寒、湿、热等外邪及邪毒侵袭人体，久则煎熬气血津液而致痰瘀凝滞，结聚于乳络而成乳岩。
- 正气不足，气血两虚：此为本病发生的内因和根本，气虚引邪客于乳络则患发本病。
- 内伤七情：即精神致病因素，此为乳岩发病的主要原因。
- 饮食劳倦：恣食膏粱厚味，损伤脾胃，脾胃运化失司，则清阳不升，浊阴不降，留于中焦，滞于隔间，生湿聚痰，酿痰生热，以致经络不通，气血不行，气滞、痰浊、血瘀等病理产物滞于乳络则可变生乳岩。
- 毒热蕴结：由于气郁痰浊结聚或气滞血凝，积久化火成毒则毒邪蕴结，结成坚核。
- 先天禀赋：即父母双方所赋予的遗传性，也包括子代在母体内发育过程中的营养状态，以及母体在此期间所给予的种种影响。

总之，以上病因导致肝肾不足，冲任失调，月经不正，气血运行不畅，经络阻塞而发病。

6. 治疗乳腺癌，中医如何与西医相向而行？

乳腺癌是一种全身疾病，虽然表现出来是乳腺局部的癌，但实际是全身的免疫、炎症、细胞突变等因素共同作用的结果。整体辨证、平衡调治是中医药的特色和优势，这也正是国医大师林毅教授提出的“调节人体内环境防治乳腺癌复发转移”的理论基础。

❖ 中医治疗乳腺癌的意义

古代中医治疗乳腺癌主要是针对实体肿瘤的，但由于诊断手段不发达、人们健康意识薄弱、女性对于乳房疾病羞于启齿等因素，就诊时往往肿瘤已经广泛浸润，甚至溃烂、到处转移了。相比之下，随着现代诊断技术的进步、人们保健意识的增强、两癌筛查等健康政策的实施，如今乳腺癌往往能早期发现。这样拿古代中医与现代西医相比较，实际并不在同一起跑线上。

虽然实体肿瘤并不是中医发挥治疗优势的阶段，但得益于现代医学技术针对性清除肿瘤的作用，中医治疗乳腺癌的阶段性早已发生了变化，基于以人为本、整体调治的理念，在减毒增效、改善生活质量、预防复发转移协同作用方面发挥了独特的效果。

这不只是喊喊口号而已，试想一下假如做完手术，出现头晕乏力、口燥咽干、汗出不止、腹胀、食欲减退、排便无力等不适，西医没有太好的方法。但中医会告诉你这是术后气血亏虚、脾胃不和所致，辨证用益气养血、健脾和胃之法，可明显改善诸症，促进康复。

分型施治是在中医辨证论治理论指导下，吸取乳腺癌精准治疗的进展，并结合中西医临床循证的实践提出的。虽然循证医学证据仍需不断完善，但专家组认为，不同分子分型乳腺癌生物学特性对中医辨病辨证论治有重要意义。

小贴士

○ ER阳性乳腺癌，要避免使用雌激素样作用的中药，同时给予调和冲任、疏肝益肾治疗。

○ 对于三阴性乳腺癌，治疗多选用行瘀祛痰化毒之药。

○ 对于HER-2阳性乳腺癌，治疗以扶正、祛风痰为主，可选用虫类药物搜剔风痰。

乳腺癌术前新辅助化疗期间：祛邪为主，兼顾扶正，以益气养阴、调摄冲任、活血解毒为治则。

❖ 中医治疗乳腺癌的特点

不同患者不同功效

对早期患者主要以改善全身情况增强体质为主；对病理组织学分化较差、淋巴结转移较多者加重解毒抗肿瘤的药物，以防止复发转移；对长期服用芳香化酶抑制剂等内分泌治疗药物者加用补肾药物预防骨质疏松等。

不同反应不同疗法

针对乳腺癌患者化疗、放疗的全身虚弱、白细胞计数下降、恶心、呕吐、腹泻、失眠、脱发等毒性反应，结合针灸、艾灸等治疗，以保证化疗及放疗的顺利进行。如恶心、呕吐者，针刺内关、足三里、膈俞、三阴交、太冲等穴；白细胞计数下降者，灸三阴交、足三里、百会等穴；腹泻者，针灸百会、天枢、关元、神阙等穴；失眠者，针刺神门、内关、安眠等穴。

❖ 乳腺癌不同治疗阶段中医治疗方法

乳腺癌手术前以肿块为主要症状，属标实为主的证候；手术后患者多见气阴、气血亏虚，复因化疗、放疗耗竭阴液，该阶段本虚证候表现突出；乳腺癌经手术、放化疗后，邪气虽渐消，但仍有少量癌毒蛰伏体内，称为“余毒”“伏邪”，特别是对于那些具有病理组织学分化较差、腋下淋巴结转移较多、雌孕激素受体阴性等不良预后指征的患者，该阶段本虚标实共存。

针对乳腺癌发展过程中的不同阶段，在规范化西医治疗的基础上，结合术前，术后化疗、放疗期间、恢复期等不同阶段分期辨证论治，对疾病全程的治疗形成了中西医结合的特色诊疗方法。

乳腺癌术后化疗期间

调补气血，扶正为主，气血两虚者补气养血，脾肾两虚者健脾补肾，脾胃不和者健脾和胃、降逆止呕，肝肾亏虚者滋补肝肾、生精养髓。

乳腺癌术后放疗期间

滋阴降火，扶正为主，气血两虚者补气养血，气阴两虚者益气养阴，阴津亏虚者养阴生津，阴虚火毒者清热解毒、养阴生津。

乳腺癌术后化放疗结束后

扶正祛邪相结合，中医辨病治疗。乳腺癌术后化放疗结束后大多属中医有病无证型，主要以降低复发转移、减轻内分泌治疗不良反应和提高生存率、生存质量为目的。

面对乳腺癌，不仅要用好西医，更要用好中医，优势互补，才能使患者的获益更大化。

7. 中医如何解决内分泌治疗的不良反应?

乳腺癌是具有高度异质性的恶性肿瘤。根据ER、PR、HER-2等指标将乳腺癌分为不同的分子亚型,每个亚型有各自的发病特点及治疗方式。

约有75%的乳腺癌患者ER或PR阳性,称为激素受体阳性乳腺癌。此类乳腺癌属于内分泌治疗敏感的肿瘤,内分泌治疗是个漫长的过程,一般均会接受5~10年的内分泌药物治疗。但"是药三分毒",任何药物都有作用和副作用。

虽然内分泌药物有副作用,但"两害相权取其轻",为了防止乳腺癌复发转移,还应该做好与"肿瘤君"长期战斗的思想准备。需要比较长周期的规范治疗。那么,祖国医学有没有一些好的应对措施呢?

❖ 乳腺癌内分泌治疗中常见的六大副作用

消化道反应

食欲减退、消化不良、恶心、呕吐、腹痛腹泻、便秘。

继发性雌激素失衡反应

潮热出汗、面部潮红、外阴瘙痒、月经失调、白带增多、阴道出血、子宫内膜增厚,甚至子宫内膜癌等。中医认为此为肾气渐衰、冲任亏虚,阴阳失去平衡所致,可用调摄冲任、活血祛瘀治疗,临床上常用仙茅、淫羊藿、巴戟天、当归、黄柏等草药。根据患者所表现的症状进行随证加减,如情绪暴躁伴乳房胀痛加郁金香、合欢花、柴胡疏肝理气。

神经精神症状

头痛、眩晕、失眠、焦虑、抑郁等。

大剂量长期使用导致视力受损

视力下降、视力模糊。

骨质疏松症状

骨痛、关节僵硬、关节疼痛、活动受限。雌激素拮抗剂的应用可能会导致患者体内骨质丢失或骨质疏松，对于此类患者应在治疗后每半年进行骨密度检查，推荐常规补充维生素D和钙剂，并鼓励患者进行体育锻炼。中医对其治疗主要以补肾为主，临床常用补骨脂、淫羊藿、骨碎补、续断、煅龙骨、煅牡蛎等。

其他

失眠、皮疹、脱发、体重增加、肝功能异常、血栓形成等。

上面列举的是所有内分泌药物存在的副作用，实际上，不同类别的药物，以及不同个体，副作用有一定差别。比如雌激素受体拮抗剂他莫昔芬和法乐通，更偏重于对子宫的影响和血栓的形成；芳香化酶抑制剂更偏重于引起骨质疏松，对骨关节有影响。

中医药的减毒增效作用也显得不可或缺。如他莫昔芬，是一种抗雌激素药物，用于激素受体阳性的乳腺癌。但你知道吗？他莫昔芬同时也是世界卫生组织公布的致癌物清单中的一类致癌物。长期服用除了增加血栓形成风险、出现更年期潮热汗出等症状外，还会增加患子宫内膜癌的风险。不少患者难以坚持全程治疗。但如果加上中药，如疏肝益肾方，可在一定程度上逆转乳腺癌他莫昔芬耐药。结果可能就不一样。

中医内治法应重在调理肝肾，常用中成药为金天格胶囊，具有益肾壮骨、缓解关节疼痛的作用。

研究发现，中药如潜阳封髓丹加减、耳穴、针灸的综合治疗在乳腺癌类绝经期的治疗方面效果较好。

8. 中医如何"个体化"治疗乳腺癌?

得了乳腺癌,不做手术、放化疗,只吃中药可以吗?

这是许多求助于中医的患者常提出的问题。问题很简单,但回答起来却很复杂,很难简单地说"可以"或者"不可以"。

让中医评价西医或者让西医评价中医,往往容易有所偏颇,也容易引起争议。但在乳腺癌综合治疗中,却又缺一不可,仿佛一对欢喜冤家,所以我们不妨将它们拉出来遛一遛。

随着医学科学的发展,现在已进入到了乳腺癌以西医治疗为主的"精准个性化"治疗时代,医学界提出了"以患者为中心进行全方位、全周期管理"的理念,中医在乳腺癌的全病程治疗中都发挥着重要的作用。现已证实,中医可以防治肿瘤及西医治疗相关的并发症,增加西医治疗的疗效,逆转癌细胞对药物的耐药,改善患者的症状,提高生存质量。

❖ 治疗术后并发症

淋巴水肿

治疗上宜活血通络、利水消肿。内服以四妙勇安汤为主方加减,外用包括针刺、艾灸、刮痧、中药煎汤冲洗热敷等。

皮下积液

治疗上宜通阳益气、活血利水。内服以防己茯苓汤为主方加减。

术后皮瓣积液

治疗上宜补气生血、去腐生肌。内服以八珍汤加减,外治可用红油膏、九一丹、生肌膏、白玉膏等。

术后焦虑、抑郁

治疗上宜疏肝解郁、养血健脾。内服以柴胡疏肝散加减,术后抑郁还可配合针刺治疗。

术后感染

治疗上宜清热解毒、扶正祛邪。内服以黄连解毒汤加减。

术后恶心、呕吐

治疗上宜健脾和胃、降逆止呕。内服以旋覆代赭汤加减，呕吐甚者以外治为主，如耳穴压豆、穴位贴敷和按摩穴位。

❖ 防治放疗副作用

放射性皮肤损伤

- 中药外用：冰片、黄柏、紫草、麻油、甘草、金银花等，配伍止血生肌止痛的血竭三七，补血活血通络的地龙、当归，理气燥湿化痰的苍术、陈皮、厚朴，养阴清热的天花粉、枸杞子。
- 中药内服：沙参麦冬汤合仙方活命饮加减，可解毒养阴、凉补气血。

放射性肺损伤

- 养阴、清肺、化痰。内服以千金苇茎汤或麻杏石甘汤、清金化痰汤、养阴清肺汤、百合地黄汤、沙参麦冬汤、生脉散或百合固金汤加减。
- 纤维化形成期：治疗上宜益气、活血、化瘀、理气、补益肺肾、扶正固本。内服以生脉散合桃红四物汤、血府逐瘀汤、生脉散补肺汤、左归丸或右归丸加减。

❖ 减轻化疗后副作用

饮食停滞

治疗上宜消食化滞、和胃降逆。内服以保和丸加减。

气血两虚

治疗上宜益气补血、健脾养心。内服以归脾汤加减。

脾肾亏虚

治疗上宜温阳驱寒、益气健脾。内服以附子理中汤加减。

气虚血瘀

治疗上宜补气健脾、活血祛瘀。内服以四君子汤合血府逐瘀汤加减。

肝肾阴虚

治疗上宜滋阴、疏肝、益肾。内服以一贯煎合左归饮加减。

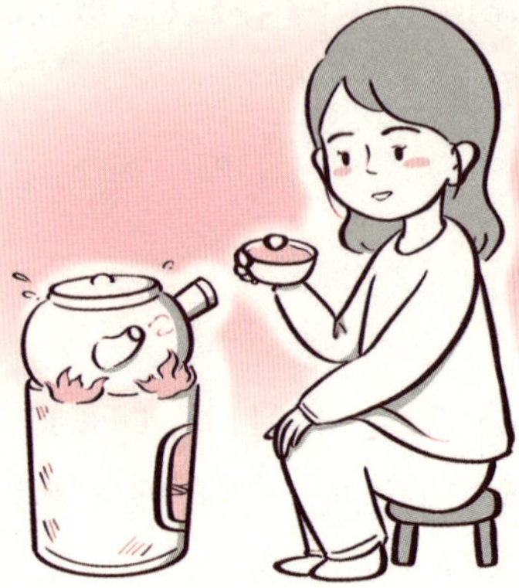

此外，应用香砂六君子汤加减敷贴可降低消化道反应；复方斑蝥可增加三阴性乳腺癌耐药细胞对于多西他赛的敏感性，中医药小复方（黄芪、党参）可逆转三阴性乳腺癌顺铂耐药。

总之，对于乳腺癌患者最重要的是全程规范治疗，做自己乳腺健康的第一责任人。

第七节　免疫治疗

乳腺癌治疗通常有手术治疗、放疗、化疗、分子靶向治疗、内分泌治疗、生物治疗等。免疫治疗作为生物治疗的重要组成部分，应用越来越广泛。随着更多临床试验的开展、免疫治疗药物的不断开发、免疫治疗策略的不断完善，免疫治疗有望成为乳腺癌的重要治疗方式，进一步改善乳腺癌患者的预后。

1. 什么是免疫治疗?

传统疗法如手术、放疗、化疗是通过物理或化学手段直接杀伤肿瘤，在降低肿瘤负荷的同时，也给正常组织带来不可忽视的损害。肿瘤免疫疗法作为第四代肿瘤治疗技术，成功弥补了传统三大疗法的缺陷。它不直接针对肿瘤，而是通过调节人体免疫抗肿瘤功能，从而杀灭肿瘤细胞。

我们身体的器官是由数十亿个细胞组成的。我们的免疫系统配备了各种细胞，这些细胞组成了一支军队，使我们的身体实现了自我保护，对抗外来入侵者。其中一些免疫细胞如T细胞和B细胞，功能为清除外来入侵者，如病毒和细菌。T细胞主要是效应T细胞释放毒素对抗外来入侵者，B细胞产生抗体来中和它们。我们的免疫细胞可以将癌细胞识别为外来入侵者，并通过分泌特殊因子来攻击它们。

我们身体的细胞含有数千种蛋白质，蛋白质是我们身体的基本组成部分，这些蛋白质分解成称为肽的小片段，它们中的一些会到达人体细胞表面，并通过一种叫作MHC或HLA的分子呈现出来。T细胞分泌特定的蛋白质和化学物质叫作细胞因子，这些分子会在含有入侵生物的细胞上穿孔。T细胞通过T细胞受体(TCR)不断扫描这些细胞的表面。TCR就像一种条形码扫描机，细胞上呈现的多肽是独特的条形码。T细胞的这种功能称为监视。如果T细胞识别出这些蛋白质正常，那么T细胞就会继续前进。有时这些蛋白质会发生变化或突变。当这些蛋白质发生变化时，就会停止正常的功能，并使细胞癌变、生长和分裂。这些突变的蛋白质也被分解成更小的片段，并以多肽的形式呈现在癌细胞表面。这些异常肽被TCR识别为外来的，那么T细胞就会被激活，用武器攻击入侵细胞以消除它们。

如果免疫系统能识别并消灭癌细胞，那人们为什么还会得癌症呢？

我们先来认识一下效应T细胞，这是一种白细胞，能侦测感染或突变了的细胞，一找到它们，就分泌毒素，启动细胞的自毁程序。但效应T细胞也需要抑制，如果它们过于亢奋，免疫系统就会伤及无辜，攻击健康细胞。幸运的是，效应T细胞有一个开关，就是PD-1受体。我们可以简单理解成一个免疫反应的关卡。然而，这个开关又带来了别的麻烦，就是癌细胞也能利用它。许多癌细胞为了自保，就会合成反受体——PD-L1；癌细胞也可以在其表面表达攻击分子，例如PD-1和CTLA-4与T细胞结合并抑制其杀伤活性；它还可以分泌蛋白质和细胞因子，抑制T细胞攻击和杀死癌细胞；它还能把T细胞变成肿瘤的朋友。这些细胞可以使其他T细胞失去活性，这些“叛徒”T细胞被称为T调节细胞，是T细胞杀手军团的敌人。

免疫疗法实际上是医学史上最重要的革命之一。免疫疗法主要以两种方式发挥作用：增强免疫系统和使用药物来帮助抑制肿瘤的免疫环境。那么都有哪些不同类型的免疫疗法呢？

- 一是制造疫苗。开发癌症疫苗是为了激活患者自身的T细胞来对抗外来抗原。现在T细胞已经接受了肿瘤新生抗原疫苗的训练，它们在身体各处寻找那些特定的突变抗原，并将它们定位为肿瘤。

- 二是T细胞移植。将T细胞从患者体内取出，在实验室培养出能识别癌症的细胞，甚至改造成更强的细胞，然后将这些战斗细胞转移回患者体内。

- 三是使用一种叫作细胞因子的刺激因子，它是一种调节蛋白，导致T细胞大量繁殖并变得更强。

- 四是使用激动剂抗体和其他导致T细胞生长和增强的因子，这使得增强的T细胞能够压倒癌细胞。

2. 免疫治疗的药物有哪些？

目前在临床上已经上市的免疫治疗药物主要就是免疫检查点抑制剂（ICB），它是过去31年来最成功的抗肿瘤药物之一。常用的包括抗PD-L1的阿替利珠单抗、度伐利尤单抗等，抗PD-1的K药，也叫帕博利珠单抗，还有O药，即纳武利尤单抗等，还有国产药物都已经逐渐上市。

在乳腺癌的4种分子分型中，三阴性乳腺癌是ER、PR及HER-2表达阴性的乳腺癌亚型，具有侵袭性强、易复发转移等特点。因为缺乏治疗靶点，化疗是其主要治疗手段。三阴性乳腺癌患者的基因突变率较高，可能产生肿瘤特异性抗原，介导免疫应答反应。目前乳腺癌免疫治疗的对象主要是三阴性乳腺癌患者。

3. 免疫治疗的不良反应及应对措施

人体的免疫系统并不是越强越好，要处于一种平衡状态。而ICB治疗原本是想增强机体免疫，但在治疗过程中又过度激活，造成自己的免疫细胞攻击自身的组织器官，这就出现了相应的不良反应，包括免疫性肺炎、免疫性胃肠炎、免疫性肝炎、免疫性肾炎、甲状腺功能亢进、甲状腺功能减退、皮肤及黏膜的损伤，严重者会出现剥脱性皮炎、大疱性皮肤病等。

一般来说，绝大多数免疫相关的不良反应通过激素治疗效果就非常好，比较重的不良反应需要再联合1~2种免疫抑制剂。

❖ 激素的使用会影响免疫治疗的效果吗？

在一些特殊情况下，如脑转移患者使用激素减轻脑水肿、骨转移患者使用激素止痛等，激素的使用可能会对免疫治疗的效果产生一定的影响。然而，在治疗期间出现造影剂过敏、患者自身合并慢性阻塞性肺疾病、化疗前预处理等，即使激素的剂量超过10mg，其实也不会影响免疫治疗的效果。

❖ 免疫相关性毒性反应都需要大剂量激素进行处理吗?

对于严重的免疫相关毒性反应的处理,基本原则是停用免疫治疗,并立即采用大剂量的激素,如糖皮质激素。然而,在临床实践中也有一些特殊情况。例如,在免疫治疗期间出现甲状腺功能亢进或甲状腺功能减退的患者处理时,首要原则是补充相应的激素,如甲状腺素(通常从小剂量开始),或使用β-受体阻滞剂进行处理。在处理内分泌毒性的过程中,通常不需要停止免疫治疗,只需要定期检查甲状腺功能即可。

因此,对于严重毒性反应的处理,我们需要根据具体情况和类型的不良反应来制订合适的处理方案。

❖ 免疫治疗的效果与毒性反应呈正相关吗?

随着免疫治疗临床经验的积累,我们发现并不是所有的不良反应都能预测免疫治疗的效果。具体而言,皮肤反应和内分泌毒性如甲状腺功能亢进、甲状腺功能减退等往往与免疫治疗的疗效呈正相关,而免疫相关性肺炎等不良反应的发生往往预示着较差的疗效。因此,在处理这个问题时必须区别对待,尤其是在面对一些预后不良的情况,如免疫相关性肺炎时,我们不能盲目乐观。对于免疫治疗的不良反应与疗效关联的问题,我们需要谨慎对待,结合具体情况进行综合评估,以更好地指导临床实践。

❖ 严重免疫相关性毒性反应缓解后能否再继续进行免疫治疗?

现有的结论倾向认为,对于某些严重毒性反应(如免疫相关性肝炎、肺炎等),即使经过处理完全缓解,也不应再考虑使用免疫治疗。然而,对于某些患者,如皮肤毒性的患者,在排除了极其严重的毒性反应(如中毒性表皮坏死松解症)的情况下,可以继续考虑进行免疫治疗。

因此,在评估患者是否进行免疫治疗再挑战时,需要综合考虑多个因素,并进行个体化的判断。这包括患者的具体情况、疾病严重程度、毒性反应的历史、治疗效果等。在决策时，应权衡潜在的风险与获益，并在严密监测下进行治疗。

虽然ICB副作用不是很常见，但如果不治疗，可能会危及生命。这些副作用是可以治疗的，特别是如果早期发现的话，而其他副作用则需要医生密切监测。

4. 特殊人群的用药问题

❖ 一般状况较差的患者

目前普遍认为体能评分较差、病情较晚、症状较重的患者预期生存时间较短(通常不超过3个月),机体的免疫能力已经耗竭,所以不适合接受免疫治疗。

然而,没有任何事情是绝对的。例如,实际上,对于PD-L1高表达的患者(约占25%)即使使用免疫治疗单药,疗效也可达到50%左右,而且起效时间也明显缩短,可能在1个月内就可见效。

此外,与化疗相比,免疫治疗的副作用普遍较低。因此,对于临床上体能评分较差的患者,如果他们有治疗意愿,并且没有发现适用的分子靶点,可考虑进行PD-L1表达水平的检测。

❖ 老年患者

研究表明小于70岁和大于70岁的患者,不良反应谱和发生率相当,但考虑老年患者其他影响死亡的因素较多,不建议使用CTLA-4或者联合治疗。

❖ 妊娠患者

禁用。

❖ 艾滋病携带者

慎用。

❖ 肝炎患者

肿瘤合并肝炎的患者很多,但通常不影响他们使用ICB,用药期间一定要密切监测。

❖ 免疫接种患者

治疗过程中可以使用灭活疫苗，如流感疫苗、宫颈癌疫苗、乙肝疫苗，不能使用活疫苗。注射疫苗前先咨询一下疫苗的类型。

❖ 自身免疫性疾病

系统性红斑狼疮、风湿性关节炎、炎症性肠病、重症肌无力、银屑病、溃疡性结肠炎等疾病患者，不太适合接受免疫治疗，可能会加重病情，甚至危及生命。然而，随着免疫治疗在临床应用中的普及，越来越多合并自身免疫性疾病的患者同样也能从免疫治疗中获益。

❖ 骨髓及心脏、肝脏、肾脏等器官移植患者

目前已有的结论普遍认为，肿瘤合并这类患者用ICB会增加器官排斥的风险，但同样也能从免疫治疗中获益。所以我们也要权衡利弊之后慎重使用。

❖ 更换免疫检查点抑制剂的患者

一般不建议患者更换免疫检查点抑制剂药物，比如之前用PD-1单抗，再换成CTLA-4药物，疗效不会有太大改变，但发生不良反应的风险却增加了。

❖ 使用抗生素的患者

肿瘤患者自身合并慢性感染，以及在接受放化疗后出现免疫力降低，容易诱发感染为临床的普遍现象。实际上在很多使用抗生素治疗的患者中，同时接受免疫治疗也能取得不错的疗效，因此抗生素的使用一般不会影响免疫治疗的效果。需要注意的是，对于临床中合并严重感染的患者，建议在感染得到有效控制后再考虑接受免疫治疗，否则可能会存在毒性反应加重的风险。

参考文献

[1] 陈佳静. 乳腺术后三阴方干预三阴性乳腺癌“化疗脑”症状临床研究[D]. 上海:上海中医药大学,2019.

[2] 郑清,刘雅清,周翠云,等. 乳腺癌患者化疗相关认知障碍及智谋状况分析[J]. 当代护士(中旬刊),2020,27(9):101-104.

[3] 张贤贤,贾智慧,张利霞,等. 老年乳腺癌病人化疗相关认知障碍现状及影响因素[J]. 护理研究,2020,34(3):425-429.

[4] 中国抗癌协会乳腺癌专业委员会. 中国抗癌协会乳腺癌诊治指南与规范(2021年版)[J]. 中国癌症杂志,2021,31(10):954-1040.

[5]《中国乳腺癌新辅助治疗专家共识(2022年版)》专家组. 中国乳腺癌新辅助治疗专家共识(2022年版)[J]. 中国癌症杂志,2022,32(1):80-89.

[6] 曾智豪,何深. 三阴性乳腺癌新辅助治疗现状[J]. 岭南现代临床外科,2022,22(2):205-209.

[7] 韩敬茹. 早期三阴性乳腺癌新辅助免疫治疗联合化疗的研究进展[J]. 中国肿瘤临床,2021,48(19):1019-1022.

[8] 林毅,唐汉钧. 现代中医乳房病学[M]. 北京:人民卫生出版社,2003:103-104,107-108.

[9] 赵佶. 圣济总录[M]. 北京:人民卫生出版社,1962:1.

[10] 中国中西医结合学会肿瘤专业委员会,北京乳腺病防治学会 中西医结合专业委员会,北京中西医慢病防治促进会乳腺癌整合防治全国专家委员会. 乳腺癌中西医结合诊疗共识[J]. 中国医学前沿杂志(电子版),2021,13(7):44-64.

[11] 刘春秋,李国欢,王志武,等. 血府逐瘀汤加减预防放射性肺纤维化的临床研究[J]. 现代中西医结合杂志,2016,25(21):2349-2350,2351.

[12] 吴越,吴永强,郑红斌. 八珍汤加减方防治乳腺癌术后创面不愈临床研究[J]. 上海中医药杂志,2014,48(4):36-38.

[13] 姚蓉. 中医适宜技术参与产后访视用于提高母乳喂养率的效果评价[J]. 影像研究与医学应用 ,2018,2(18):250-251.

[14] 郑勇,唐汉钧. 治疗乳痈经验述要[J]. 浙江中医杂志,2005,20(9):378-379.

[15] 郭铁砚,刘静. 针刺尺泽穴治疗急性乳腺炎220例临床观察[J]. 河北中医,2009,31(4):590-591.

[16] 王婧铭,周霄. 药物临床试验,究竟能带给患者哪些益处——专家解答患者最关心的七个药物临床试验问题[J]. 康复(健康家庭),2020(4):22-23.

[17] Overgaard M, Hansen PS, Overgaard J, et al. Postoperative radio–therapy in high–risk premenopausal women with breast cancer who receive adjuvant chemotherapy. Danish breast cancer cooperative group 82b trial [J]. *N Engl J Med* ,1997,337(14): 949–955.

[18] McGale P, Taylor C, Correa C, et al. Effect of radiotherapy after mastectomy and axillary surgery on 10– year recurrence and 20–year breast cancer mortality : meta – analysis of individual patient data for 8135 women in 22 randomised trials [J]. *Lancet* ,2014,383(9935):2127–2135.

[19] Poortmans PM, Collette S, Kirkove C, et al. Internal mammary and medial supra - clavicular irradiation in breast cancer [J]. *N Engl J Med* ,2015,373(4):317–327.

[20] Buchholz TA, Tucker SL, Masullo L, et al. Predictors of local–regional recurrence after neoadjuvant chemotherapy and mastectomy without radiation [J]. *J Clin On - col*, 2002,20(1):17–23.

[21] Mamounas EP, Anderson SJ, Dignam JJ, et al. Predictors of locoregional recurrence after neoadjuvant chemotherapy: results from combined analysis of national surgical adjuvant breast and bowel project B –18 and B –27[J]. *J Clin Oncol* ,2012,30(32): 3960–3966.

[22] Badwe R, Hawaldar R, Nair N, et al. Locoregional treatment versus no treatment of the primary tumor in metastatic breast cancer: an open–label randomized con - trolledtrial[J]. *Lancet Oncol* ,2015,16(13):1380–1388.

[23] Ramakrishna N, Temin S, Chandarlapaty S, et al. Recommendations on disease management for patients with advanced human epidermal growth factor receptor2–positive breast cancer and brain metastases: ASCO clinical practice guideline updated [J]. *J Clin Oncol*, 2018,36(27):2804–2807.

[24]邵志敏,沈镇宙,徐兵河.乳腺肿瘤学[M].2版.上海:复旦大学出版社,2018:763.

[25]《乳腺癌 HER2 检测指南 (2019 版)》编写组.乳腺癌 HER2 检测指南 (2019 版) [J]. 中华病理学杂志,2019,48 (3):169–175.

[26]《乳腺癌新辅助治疗的病理诊断专家共识 (2020 版)》编写组.乳腺癌新辅助治疗的病理诊断专家共识[J]. 中华病理学杂志,2020,49 (4):296–304.

[27]《乳腺癌雌、孕激素受体检测指南》编写组.乳腺癌雌、孕激素受体检测指南[J]. 中华病理学杂志,2015,44(4):237–240.

[28] VON MINCKWITZ G,PROCTER M,DE AZAMBUJA E,et al. Adjuvant per - tuzumab and trastuzumab in early HER2–positive breast cancer[J]. *N Engl J Med*,

2017,377 (2):122−131.

[29] TURNER N C, SLAMON D J, RO J, et al. Overall survival with palbociclib and fulvestrant in advanced breast cancer[J]. *N Engl J Med*,2018,379(20):1926−1936.

[30] FRANCIS P A, PAGANI O, FLEMING G F, et al. Tailoring adjuvant endocrine therapy for premenopausal breast cancer[J]. *N Engl J Med*,2018,379(2):122−137.

[31] METZGER FILHO O, GIOBBIE−HURDER A, MALLON E, et al. Relative effectiveness of letrozole compared with tamoxifen for patients with lobular carci - noma in the BIG 1−98 trial[J]. *J Clin Oncol*,2015,33 (25):2772−2779.

第八章 重视复查随访，重塑全新自我

1. 术后定期复查项目及时间

乳腺癌术后复发或转移是大多数患者最担心和害怕的事情。目前为止，判断癌细胞是否完全被手术清除仍缺乏有效的手段。而定期复查是捕捉乳腺癌术后复发或转移征象最有效的、最直接的方法，在临床中非常重要，不容忽视。

手术是多数乳腺癌患者治疗中最重要的一步，但手术仅仅起到了去除原发病灶的作用。手术后坚持长期的定期复查随访，能确保及时尽早地发现乳腺癌复发、转移的前兆，并进行及时处理，有助于提高乳腺癌患者长期的生存和生活质量。定期检查的另一个好处是，可以从医生这里获得乳腺癌治疗的最新进展，能够在第一时间决定是否接受新手术、新药物的治疗。

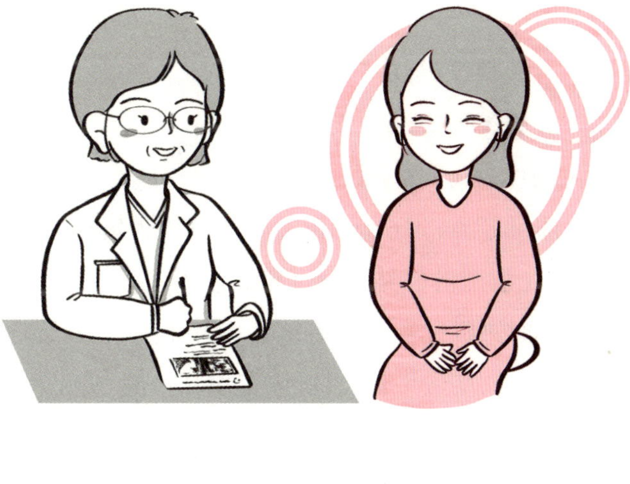

❖ 乳腺癌复发高峰是什么时候？

• 术后前两年是第一个复发高峰，故推荐在术后两年内每3个月复查1次。

• 3年内：在所有复发的患者中，80%发生在治疗后的3年之内。

• 3～5年：在所有复发的患者中，10%发生在治疗后的3～5年。

• 6～8年：激素受体表达阳性的乳腺癌患者，在治疗之后的第6～8年会出现第二个复发高峰。

小贴士

传统观念认为，肿瘤患者经过根治治疗后生存期达到5年以上，就认为是临床治愈了。但对于乳腺癌患者来说，她们需要长达10年以上的时间才能达到真正的"治愈"。

❖ 乳腺癌常规复查项目

在没有发现复发或转移征象的情况时：

• 临床体检：最初2年每3～6个月1次，其后3年每6个月1次，5年后每年1次。

• 乳腺超声：每6个月1次。

• 乳腺X线：每年1次。

• 胸片或胸部CT：每年1次。

• 腹部超声：每6个月1次，3年后改为每年1次。

存在腋窝淋巴结转移4枚以上等高危因素的患者进行基线骨扫描检查，必要时进行全身骨扫描每1～2年1次。

血常规、血液生化、乳腺癌标志物检测：每6个月1次，3年后每年1次。

应用他莫昔芬的患者：每年1次妇科检查。

内分泌治疗2～3个月检查评估疗效；化疗每2～3个周期评估疗效，

根据每个人的病情发展或有差异；但若出现新发肿块、骨痛、胸痛、持续性头痛、呼吸困难或腹部疼痛等提示可疑复发的症状时，应立即就诊并进行相关检查。

检查项目通常包括：抽血化验（血常规、血生化、肿瘤标志物）、超声检查（乳腺、腋下及锁骨上淋巴结、肝脏）；每半年到1年查1次胸片或做胸部CT、乳腺磁共振；建议每年查1次乳腺钼靶（如果一侧乳房全切了的话，就只做对侧乳房）、骨扫描、头颅CT或头颅磁共振检查。

❖ 不同分型的乳腺癌患者需要做哪些随访检查？

依据2022版的《中国乳腺癌随诊随访与健康管理指南》（以下简称《指南》），我们依据乳腺癌患者的症型分类，做了以下随访随诊内容归纳。

HR阳性，HER-2阴性

随诊随访检查项目：临床体检、乳腺超声、乳腺X线（保乳术后）、胸片或胸部CT、腹部超声、骨扫描（高危患者）、心电图、超声心动图、血常规、血生化（包含血脂相关指标）、乳腺肿瘤标志物、心肌标志物、25-羟基维生素D、妇科检查（应用他莫昔芬者）、围绝经期患者的月经状态、治疗依从性。

化疗期间复查需要关注的问题

- 蒽环类等药物等心脏不良反应，每年定期随诊超声心电图。
- 紫杉类等药物不良反应，如手脚麻木、没有位置感，不知道手和脚的位置，肌肉萎缩、运动不协调等。

放疗期间复查需要关注的问题

- 心脏损伤。
- 放射性肺炎，通常发生在放疗后1～6个月内。临床表现为发热、干咳、刺激性胸痛、呼吸困难等。
- 上肢淋巴水肿。
- 臂丛神经损伤。
- 皮肤色素沉着（放射性皮肤损伤多发生在放疗后3～4周）。临床表现为皮肤色素沉着、毛囊扩张、汗毛脱落、红斑、水肿，甚至水疱、破溃。

• 乳腺纤维化（保乳术后）：乳腺纤维化表现为全乳腺或局部乳腺质地变硬。

HER-2阳性

HER-2阳性包括HER-2免疫组化结果阳性（3+）或FISH检测存在HER-2基因扩增的浸润性乳腺癌患者。

随诊随访检查项目：临床体检、乳腺超声、乳腺X线（保乳术后）、胸片或胸部CT、腹部超声、骨扫描（高危患者）、心电图、超声心动图、血常规、血生化（包含血脂相关指标）、乳腺肿瘤标志物、心肌标志物、25-羟基维生素D、妇科检查（应用他莫昔芬者）、围绝经期患者的月经状态、治疗依从性。

三阴性乳腺癌复查

随诊随访检查项目：临床体检、乳腺超声、乳腺X线（保乳术后）、胸片或胸部CT、腹部超声、骨扫描（高危患者）、心电图、超声心动图、血常规、血生化（包含血脂相关指标）、乳腺肿瘤标志物、心肌标志物、25-羟基维生素D等。

2. 哪些乳腺癌患者复查骨扫描？

骨扫描是乳腺癌患者常用的检查项目之一。

❖ 什么是骨扫描？

骨扫描其实是全身骨显像的俗称，其全称是骨放射性核素显像（骨ECT），是用于确定骨转移的一种检查。在做骨扫描时，需要向人体血液内注射放射性同位素显像剂，而显像剂仅会在骨破坏部位积聚，因而在显像时，骨破坏部位会与正常部位表现出明显差异，从而被发现。

骨扫描具有敏感性高、早期发现、不易漏诊的优点。因为骨扫描特异性较低、不易区分成骨性和溶骨性病变，也不能显示出骨破坏的程度，因此骨扫描常用于乳腺癌骨转移的初筛检查，而明确骨转移，则还需要X线、CT、MRI等检查。

❖ 什么时候做骨扫描？

骨扫描更适合作为乳腺癌骨转移的初筛检查，也可选择性用于乳腺癌患者常规分期检查。具体来说，在以下情况，我们可能要做骨扫描的检查。

- 特定区域出现骨痛或酸痛；
- 碱性磷酸酶升高、乳酸脱氢酶升高；
- 肿瘤标志物升高（如CEA、CA153等）；
- 出现高钙血症；
- 分期高于T3N1M0的乳腺癌患者进行分期检查。

❖ 骨扫描的流程是怎样的？

- 静脉注射显像剂。
- 等待：等待检查的时间为2～4小时，其间要多喝水、多排尿，促进显像剂的分布及代谢。

- 检查：检查时，需在仪器内平躺15分钟左右，等待检查完成。如果存在骨痛或其他因素，无法平躺，则需要提前使用药物止痛或对症处理。

❖ 骨扫描有辐射吗？

骨扫描的辐射主要来源于显像剂，但其辐射非常弱，对人体影响小，且大部分显像剂在数小时内就能经尿液排出体外，因此不必过于担心。

小贴士

体内残余的物质需要约2天的时间才能完全代谢，因此在检查后的2天内，要避免与婴幼儿、孕妇等人群密切接触，也要避免在人群密集的公共场所逗留。

❖ 骨扫描的注意事项

- 骨扫描在检查前无须憋尿或空腹，可正常到医院就医，但如果近期做过其他检查（如消化道钡餐检查等），则需要提前告知医生。
- 注射显像剂后等待检查的期间内，需多喝水、多排尿。
- 排尿时，需注意不要让尿液污染到衣裤及身体其他部位，以免尿液中的显像剂对最终结果造成影响。
- 检查前需再进行一次排尿，排空膀胱有利于盆骨部位的检查。
- 检查时，需要去除携带的金属物品，如金属皮带扣、手机、手表等。

目前骨扫描尚不作为常规检查，不需要定期进行骨扫描检查。如果身体出现异常或者有骨转移的风险，还是需要谨遵医嘱，在医生的指导下积极进行检查。

3. 降低复发风险，这些事情务必要知道

乳腺癌的生存预后如何是每位患者在康复期高度关心的话题，虽然目前中国乳腺癌的总体5年生存率已超过80%，但它的复发转移率仍然较高，且严重威胁患者的生命健康。

影响乳腺癌复发的因素有很多，专科医生在判断患者预后时，不会仅仅只通过一种因素去判断，而是会进行综合考量。

❖ 不能改变的危险因素

年龄

与老年女性相比，年轻女性的局部复发率更高，生存率更低。一般发病年龄越小，复发风险也越高。研究发现，每减少1岁，局部区域复发的风险增加7%。

分子分型

不同分子分型乳腺癌的预后不同，激素受体阳性乳腺癌的预后最好，三阴性乳腺癌的预后最差。

分期

不同分期的患者其预后不同，一般来说，诊断时乳腺癌患者的分期越晚，则其生存率越低。若能做到及时发现、规范治疗，任何分子分型的乳腺癌都有很大概率获得根治。

组织学分级

这是一个病理学指标，用来表示肿瘤的恶性程度。乳腺癌的组织学分级分为Ⅰ、Ⅱ、Ⅲ级，级别越高，分化越差，与正常细胞的差异也越大，恶性程度也越高，预后也就越差。如Ⅲ级的预后比Ⅰ级更差。

基因检测情况

BRCA2是乳腺癌的一个易感基因，在乳腺癌中常有表达。已有研究证实，高表达BRCA2的患者预后不佳。

治疗选择

治疗方案的不同，或治疗不规范（如自行停止使用内分泌药物），或使用一些偏方、秘方而非正规治疗等，都会导致肿瘤治疗不彻底，给肿瘤的复发留下很大的隐患。

❖ 可改变的危险因素

不健康饮食

吸烟、喝酒、使用外源性雌激素，以及摄入高脂肪、高胆固醇、高热量、高糖和高盐饮食，都可能促进体内雌激素的生成，从而导致乳腺癌加重或复发转移。另外，油炸、烟熏、煎烤、腌制等食物也可能降低患者的预后。

缺乏运动

缺乏运动会降低患者的免疫力，给癌细胞的复发转移提供了条件。相反，如果乳腺癌患者坚持运动锻炼，就可以降低34%的死亡风险和41%的复发风险。

超重和肥胖

研究发现，体重超标、体形肥胖或者短时间内体重增长过快，是乳腺癌发生与复发转移的重要危险因素。

不良心理

压力过大和不良情绪会造成身体抵抗力下降，影响抗癌治疗效果，增加药物不良反应的发生率，从而导致肿瘤复发转移的风险升高。

睡眠不足

睡眠不足是肿瘤复发转移的“催化剂”。研究发现，失眠可加重患者的疲乏、焦虑、抑郁等症状，损害其免疫功能，从而严重影响疾病的预后。另外，过度劳累也会导致身体抵抗力下降，从而促进肿瘤的复发转移。

性生活不和谐

不科学的性生活不利于乳腺癌患者的身心康复，它不仅严重影响患者的生活质量，造成夫妻关系的不和谐，还会加重患者的心理负担，增加复发转移的风险。

合并慢性病

如果乳腺癌患者合并一些慢性疾病，如肝硬化、风湿疾病、高血压、高血脂、冠心病、糖尿病等，由于这些疾病会严重影响人体的内环境及免疫力，那么就会增加其发生复发转移的概率。

疏于复查

在治疗结束后，要定期复查随访，不能等到身体出现不适才去检查。定期复查可及时发现复发转移的苗头，大大提高患者的预后。

患者朋友要有的放矢，改变那些可改变的危险因素，如健康饮食、戒烟忌酒、规律运动、保证休息和睡眠、科学的性生活、维持健康体重、拥有良好的心态、遵医嘱按时服药、定期复查随访等，努力提高疾病的预后，不给“肿瘤君”任何卷土重来的机会。

4. 淋巴水肿从预防到康复，你做对了多少？

淋巴水肿是很多乳腺癌患者一直担心的并发症之一，因为淋巴水肿带来的危害不仅会改变肢体的外形，还会威胁身体健康。

为什么乳腺癌患者会出现淋巴水肿呢？因为乳腺癌根治术后会破坏淋巴管，摘除腋窝淋巴结，相当于阻断淋巴循环通路，使淋巴液无法回流，从而聚集在组织间隙，导致的淋巴管受损所致的慢性肿胀状态，包括了组织水肿、慢性炎症、组织纤维化、脂肪纤维化等一系列的病理改变，是乳腺癌术后常见的并发症之一。其特点为出现时间较迟，发生率随时间推移而增加，一般发生在术后3个月至3年。

❖ 乳腺癌患肢淋巴水肿的症状

- 手臂活动受限，不自如，影响日常生活。
- 手臂胀痛、麻木感或轻度压痕。
- 皮肤紧绷、变硬，表面角化，易继发感染、发炎、局部红肿热痛。

❖ 如何判断淋巴水肿的严重程度？

用尺来测量两手臂的数据，判断是否发生上肢淋巴水肿，并判断严重程度。

测量身体哪个部位呢？手掌、手腕、手肘下10cm；手肘、手肘上10cm；腋下；若有局部水肿，则需增加一组局部患侧和对应健侧的测量。注意：不要将卷尺拉得过紧或过松，要保持测量手法的一致。

假如测量出这样的结果，请对比是否发生了上肢淋巴水肿：

- 极轻度水肿：两手臂围差0.5～2cm。
- 轻度水肿：两手臂围差2～3cm。
- 中度水肿：两手臂围差3～5cm。
- 重度水肿：两手臂围差>5cm。

❖ 乳腺癌淋巴水肿的治疗方法

综合消肿治疗

皮肤护理、手法引流、压力绷带包扎、功能锻炼。

西药治疗

利尿剂、抗生素等的应用。

外科手术治疗

淋巴管-静脉管吻合术（LVA）。

中医药治疗

以阳和散结汤为基础，综合分析情况进行加减治疗。

❖ 预防要点

预防性佩戴加压袖套

对于有患淋巴水肿风险的人群，应了解航空旅行中引发淋巴水肿相关的风险因素，并根据个人风险情况穿戴上合适的压力服装。如果自己没有淋巴水肿，也没有来得及买弹力袖套，建议让手掌高度要超过心脏水平面，比如搭在前方椅背上，减少淋巴水肿的发生风险。

控制体重和血压

保持良好的生活习惯，通过控制饮食、适当运动等方式让体重、血压控制在合理的范围内。

持续性的低强度运动

主要运动方式包括散步、慢跑、瑜伽、游泳、康复体操等。

避免患肢负重、受压、损伤和感染

避免患肢提≥5kg的重物；避免做一些有潜在性创伤的家务，如剪、切食物，缝针线等；避免患肢接触有强烈温差的场所，如桑拿浴、日光浴、热沙浴等；注重手部皮肤的护理，并避免外来的创伤、湿疹所引起的感染；避免患肢量血压、抽血、注射或静脉注射。

总的来说，乳腺癌患者淋巴水肿的预防大于治疗，术中精细操作，术后积极预防锻炼，其实它没想象得那么可怕。

5. 乳腺癌患者不能吃发物吗?

相信大家对发物一词并不陌生,乳腺癌患者自从确诊以后,就觉得自己再不能像之前那样想吃啥就吃啥了,一听说"肿瘤患者不能吃发物""吃发物会导致肿瘤加重或复发",就对入口之物格外谨慎,视发物为洪水猛兽,拒绝一切所谓的发物。

那到底什么是发物?为何有人吃了发物后会不舒服?乳腺癌患者能不能吃发物?吃发物会导致乳腺癌复发转移吗?……今天,咱们就来一探究竟,揭开关于发物的那些真相。

❖ 发物到底是什么?

发物只是一个与中医密切相关的饮食禁忌概念,它的定义有广义与狭义之分。广义的发物是指因摄入而诱发产生某种疾病或激发新病,或妨碍既有疾病治疗、诱发病情加重,或影响机体康复的一类食物;狭义的发物主要是指有升散、动风、助火、动血作用,能够引起过敏或感染加重、病情复发的食物。

小贴士

发物的种类较多,常见的发物约有80种,如蔬菜中的葱、姜、蒜、辣椒、韭菜、茴香、芹菜、香菜,肉类中的鸡肉、鸭肉、牛肉、羊肉、鱼、虾、螃蟹,水果中的桂圆、荔枝、桃、杏,各类菌菇,奶类、蛋类等食物。

❖ 为何有人吃了发物后会出现身体不适？

其实，发物这个概念并没有得到现代医学的认同，西医里根本没有发物一说。西医认为，发物会致病主要有以下3个原因。

- 动物性食物可含有某些激素如糖皮质激素，会刺激人体神经系统或心血管系统。
- 某些食物所含的异体蛋白易成为变应原而引发过敏性疾病，如蛋、奶、鱼、虾、蟹会引起荨麻疹、湿疹、神经性皮炎、牛皮癣等顽固性皮肤病的发作。
- 刺激性较强的食物，如酒、辣椒、葱、姜、蒜，刺激肠胃、引起感染扩散、伤口难愈。

❖ 乳腺癌患者能吃发物吗？

发物并不是乳腺癌患者的禁忌，目前并没有哪一项研究数据证明哪种发物可以导致乳腺癌的复发转移。

相反，大部分发物都是人们经常吃的食物，如果严格忌食发物，那么患者几乎就没有太多东西可以吃了，这不仅影响患者的心情，还会导致营养不良，影响治疗的耐受性和治疗效果，降低身体免疫力，甚至促进乳腺癌发生、进展或复发转移。

虽然发物和乳腺癌并无关联，但患者还是要对某些食物适当忌口，包括高脂、高糖、高热量、高盐饮食，烟，酒，煎炸、烧烤、烟熏、腌制、发霉食物，以及含雌激素的保健品（如蜂王浆、雪蛤、胎盘）等。

6. 乳腺癌患者如何改善睡眠?

睡眠是大脑的暂时休息过程,是一种保护性的抑制,身体的免疫系统在睡眠期间得到修复和加强。睡眠不仅可以消除疲劳,恢复体力和精力,还可以增强免疫力,有效保护人们的心理健康。

研究表明,乳腺癌患者的睡眠时间较正常女性更短,且较其他部位恶性肿瘤而言更容易出现睡眠障碍。

那么,如何拥有好的睡眠呢? 别着急,这里送你11个锦囊。看看哪些能帮到你?

❖ 改善环境

保证卧室安静、舒适,以及合适的温度、光线,且不要在卧室放置任何刺激思绪的东西。

睡眠环境一定要保持安静,人体在安静的环境中更能提高睡眠质量,而嘈杂的环境会让患者产生不良情绪反应,且可加重睡眠障碍。

❖ 家庭支持

家属要关爱、支持、陪伴患者,耐心倾听患者的诉求。要细致观察患者的心理反应,正确引导患者宣泄不良情绪。

鼓励患者直面疾病,帮助患者学会正确应对压力,提高心理容忍度和适应性,增强战胜疾病的信心。

❖ 合理饮食

三餐不宜过饱,可少食多餐,饮食上应忌烟、酒,以及过于油腻、辛辣的食物。

睡前不要吃太饱,防止胃不消化,导致积食,胃不和则不安,影响睡眠;也不要空腹,空腹也会影响人的睡眠,可以适当吃一些易消化的食物。

小贴士

睡前忌饮酒、喝茶、喝可乐、喝咖啡，可以喝一杯温牛奶，既能保障营养又能舒缓情绪，帮助患者快速入睡。

睡前可以用适当温度的水泡脚或泡澡，且睡前不要喝太多的水，以免频繁起夜。

❖ 养成良好的睡眠习惯

建立并保持良好的睡眠作息规律。要保证在晚上11:00之前上床并准备入睡，白天减少睡眠时间，控制午睡时间在1小时以内。睡眠过长或过短，都会导致或加重乳腺癌，每晚7~8小时的睡眠最合适。

❖ 积极治疗疼痛或其他不适

疼痛往往是造成失眠的一个重要因素，可根据疼痛的不同原因和程度采用多种镇痛方法。如果疼痛是轻微的或短暂的，可以选择按摩、针灸等非药物方法；如果疼痛深重且持续时间长，可以选择口服、静脉注射止痛药或放置止痛泵（遵医嘱按照癌痛四阶梯治疗原则来选择止痛药物及用药方式）。

❖ 适当强度的有氧运动

研究显示，有氧运动可以缓解乳腺癌患者的负性情绪，降低癌因性疲乏的程度，改善睡眠质量。有氧运动可明显加快人体的血液循环，提升躯体功能；能刺激人体的垂体腺分泌内啡肽，增加人体对于刺激的耐受能力；可以缓解肌肉的紧张与精神方面的抑郁。

整个运动过程包括暖身运动、真正锻炼和休息放松3个部分，在时间控制上保持在1:3:1的比例。最初每周运动3次，每次运动时间在15分钟左右，之后逐渐增加。运动方式较为多样，可根据个人喜好与客观条件选择。

❖ 正念放松训练

正念放松训练是一种系统地疏散压力、管理情绪的心理治疗方法，通过增加大脑区域的注意力和感觉加工，激活大脑的情绪处理能力，使患者保持健康的情绪，减少患者的恐惧。

有研究显示，正念放松训练可有效缓解乳腺癌患者的癌症复发恐惧心理和癌因性疲乏，提高睡眠质量。

❖ 睡前音乐疗法

研究显示，将睡前音乐疗法运用到乳腺癌放疗患者中，对缓解患者睡眠障碍与疲乏效果显著，提高她们对放疗的耐受程度，进而提高肿瘤治疗效果。

音乐疗法是一种自然的、无创伤性的疗法，且操作简单。虽然音乐疗法的作用机制目前并不完全明确，但可以认识到，舒缓悦耳的音乐可以帮助人们全身肌肉放松、消除疲乏，让人感到轻松、愉快，可以扩张血管、降低心率和心肌耗氧量，帮助患者缓解心理压力，减轻患者的焦虑和恐惧，诱导患者快速进入深睡状态。

小贴士

患者可在每日临睡前听15～30分钟的轻音乐，音量大小、播放时间自行控制，原则以本人舒适为宜。

❖ 芳香调息疗法

芳香调息疗法是通过调节呼吸频率，含有精油分子的空气由呼吸道进入体内，到达大脑的嗅觉区，促进内分泌系统分泌相关物质，调节神经系统，使机体保持放松状态。

芳香调息时，大脑皮层逐渐进入抑制状态，使得患者可以避免周边干扰，达到促进睡眠的目的，同时精油的香味可以使人放松，搭配深色窗帘，更有助于患者尽快入睡。

研究显示，乳腺癌放疗后的患者采用芳香调息疗法，可有效改善患者的不良情绪，促进患者的睡眠。

❖ 中医药治疗

中药治疗失眠十分有效，按摩、针灸等疗法治疗失眠的效果也已得到证实。

研究显示，患者生姜片、吴茱萸涌泉穴贴敷能显著改善乳腺癌化疗前服用大剂量地塞米松所致的睡眠障碍，提高睡眠质量。

祖国医学在治疗失眠方面积累了丰富的经验，具体可找专业的医生进行辨证论治，对改善睡眠非常有帮助。

❖ 使用助眠类药物

如果保持健康的生活习惯，并尝试了上面推荐的助眠建议后，仍然存在长期睡眠质量差、严重影响身心健康的情况，那么患者可以在必要时根据医嘱使用助眠类药物来帮助改善睡眠。

7. 乳腺癌患者的运动处方

老话说“生命在于运动”，大量的数据表明，健康人坚持规律的运动可延长寿命，减少疾病的发生。对于乳腺癌患者而言，运动甚至可以做到有效预防癌症的复发转移，提高患者的生存率，延长生存期。

2017年《加拿大医学会杂志》在线发表过一项系统性回顾，所有的数据表明，运动对乳腺癌患者而言为时未晚，并且运动对乳腺癌复发和死亡风险的影响最大、最持久。《中国乳腺癌患者生活方式指南》也认为，“乳腺癌患者诊断后坚持体力活动可以降低34%的乳腺癌死亡风险和41%的乳腺癌复发风险；并且乳腺癌患者每周的体力活动达到10代谢当量·h，可以将总体病死率降低27%，乳腺癌病死率降低25%”。

❖ 乳腺癌患者运动的好处

改善疲劳

在肿瘤治疗期间和治疗后，运动、心理治疗、运动+心理治疗对于减少癌症相关疲劳均有效，并且显著优于药物治疗。

调节心理

科学研究发现，大脑在运动后会产生名为“内啡肽”的物质，在它的激发下，人的身心处于轻松愉悦的状态中，压力和不快都得到了排遣，更有精气神去战胜疾病。

改善记忆

一项纳入1477名结束治疗的乳腺癌康复者研究显示，中高强度体育运动可通过增加患者的运动自我效能、减轻痛苦和疲劳，进而减少患者出现的记忆问题。

控制体重

规律合理的运动可以减少肥胖，提高肌肉含量，控制BMI指数（18.5～23.9kg/m^2），也可改善与高复发风险相关的代谢综合征。

术后康复

在乳腺癌术后积极进行合理的锻炼，可帮助减少手术并发症，有利于恢复上肢功能，预防和缓解淋巴水肿。

所以运动是抗癌的一剂良药，也是最经济实惠的抗癌大法，这个免费的抗癌妙招，大家一定要记住。但是，先不要着急，这个运动可是大有学问的。

❖ 乳腺癌患者在不同的阶段需要不同的运动方式

治疗阶段

现有证据表明，运动不仅在癌症治疗期间是安全和可行的，而且还可以改善身体功能，缓解疲劳乏力，提高生活质量。同时，M.D.安德森癌症中心研究人员的一项研究发现，运动有助于化疗药物更有效地进入实体肿瘤，从而帮助患者达到更好的治疗效果。

手术前后

手术前可适度增加有氧运动，增强心肺功能，增强体质，但应注意避免到人多的地方，以免感染。手术后应进行患侧上肢功能的锻炼，特别要注意手术区域和引流区域的保护，避免牵拉、碰撞。

化疗或内分泌期间

在刚开始接受治疗期间，以调整身体、养成良好的生活习惯为主，在适应治疗周期后一定要逐步增加锻炼时间和强度。尤其是接受内分泌治疗的患者，锻炼对预防和减轻骨质疏松很有益处。

放化疗和靶向治疗

接受放化疗和靶向治疗的患者要注意，如果出现心血管副作用，就需要减轻运动强度，避免意外发生。此外，治疗过程中带有留置导管或营养管的患者，应避免导管接触游泳池、湖泊、海水或其他可能导致感染的因素，以及对导管区域的肌肉进行活动时，要避免导管滑脱。放疗的患者，应避免照射皮肤区域接触氯(如游泳池)。

无疾病和疾病稳定阶段

在恢复后的无疾病或疾病稳定期，保持适当体重，积极的身体活动和健康的饮食对于促进整体健康、提高生活质量、延长寿命是非常重要的。

晚期患者

对于晚期癌症患者，营养和身体活动的建议最好基于个体营养需要和身体能力而定。

❖ 乳腺癌患者适合的运动方式

1992年，世界卫生组织将走路定为“世界最佳运动之一”。

对于乳腺癌患者来说，推荐游泳、慢跑、散步、骑自行车、太极拳、健身操、非激烈性的舞蹈、家用健身器材等比较温和的运动。而且夏季到了，正是游泳的好季节，特别是蛙泳，它的运动幅度及姿势对乳腺癌患者的康复很有益处。

《中国乳腺癌患者生活方式指南》建议18～64岁的成年乳腺癌患者，每周坚持至少150分钟的中等强度运动（大致为每周5次，每次30分钟）或75分钟的高强度有氧运动，力量性训练（大肌群抗阻运动）每周至少2次。锻炼时以10分钟为一组，最好保证每天都进行锻炼。

小贴士

2003年美国淋巴水肿网站提出，进行散步、游泳、有氧健身、骑自行车、做健身操或瑜伽等有氧运动，可有效预防乳腺癌患者术后淋巴水肿。

❖ 乳腺癌患者运动的注意事项

有严重贫血的患者应延迟运动（除了日常生活活动），直到贫血得到纠正。严重疲劳乏力的患者，可鼓励她们每天做10分钟的轻度锻炼。

对于已经清扫腋窝淋巴结的乳腺癌患者，由于终身存在淋巴水肿风险，请谨慎选择运动种类，并且在进行手部运动时（如跳舞、跳广播操）佩戴弹力袖套，且运动时间不要过长，以避免淋巴水肿的发生及进展。

对于年龄较大的人、有骨转移或骨质疏松症或存在严重损伤如关节炎或周围神经病变的患者，应注意平衡和安全性，以降低跌倒和受伤的风险。

免疫功能受损的患者，如化疗期患者，应避免公共场所的活动，直到其白细胞计数回到安全水平。已经完成骨髓移植的幸存者，通常建议在移植后1年避免这种暴露。

在运动前应请教医生，做一次全面身体检查，充分了解自己，然后根据身体情况选择自己喜欢的、适合自己状况的运动项目。如果运动中或运动后出现心率不正常、胸闷气短、眩晕、轻度头痛、出冷汗、晕厥等症状，应立即停止运动，在户外运动期间，最好有亲人陪护。

虽然运动真的很好，但一定要把握这个度，坚持循序渐进，量力而行的原则，千万不要去进行不符合自己所处阶段运动强度的运动，否则小心得不偿失。

健康是航标，幸福是目标，快乐是指标，平安是保镖，愿我们全达标！

8. 早期乳腺癌患者如何预防骨丢失？

❖ 乳腺癌患者为什么需要关注骨丢失？

乳腺癌患者的骨丢失现象很常见，这主要有两个方面原因：一是患者自身的一些因素，绝经后女性雌激素水平迅速下降，即便没有患乳腺癌，其本身也容易发生骨质疏松、骨丢失；第二个因素是肿瘤治疗，乳腺癌患者需要进行一系列的治疗，包括手术、化疗、放疗，以及长期的内分泌治疗，甚至一些绝经前的患者内分泌治疗需要进行卵巢功能的抑制，包括卵巢切除手术等，这些都会加速激素水平的下降，从而加快骨丢失的步伐。

此外，影响骨丢失的因素还包括：年龄因素，除了药物影响外，随着女性患者年龄的升高，也会引起其骨丢失状况；不良生活方式，乳腺癌患者本身的一些不良生活方式，如吸烟、喝酒、盐摄入过量、缺少维生素、缺乏锻炼、体重较轻等综合因素都会进一步加剧骨质丢失，引起患者骨健康问题。

❖ 哪些患者需要重点关注骨健康问题？

一般来说，绝经后的女性患者都需要关注这个问题，当然更多的还是内分泌治疗患者。

在乳腺癌患者中激素受体阳性患者的肿瘤细胞生长依赖于雌激素，因此抑制雌激素的内分泌治疗是激素受体阳性患者辅助治疗中最重要的治疗手段。但该治疗在抑制肿瘤生长的同时，势必促使患者体内钙质的流失，增加患者骨质疏松和病理性骨折发生的风险，影响骨健康。

通常有一些骨改良药物可预防骨丢失，比如唑来膦酸，骨改良药物能阻碍破骨细胞对骨骼的破坏，维持患者的骨密度。

❖ 乳腺癌患者骨丢失会导致什么后果？

骨丢失所造成的直接后果就是骨折。目前在乳腺癌患者中骨折的患者比率大大增加，类似承重骨包括脊柱、髋骨等都有可能骨折。同时伴有一些相关的症状，如驼背、胸闷气短、呼吸困难、腰膝酸软、心血管疾病等不适症状，由骨折所导致的风险问题最终可能会产生不良后果，严重影响患者的生活质量，甚至直接导致患者死亡率明显增高。

❖ 骨改良药物——唑来膦酸

作为第三代双膦酸盐骨改良药物唑来膦酸，其活性更强，抗骨吸收能力更强、更高效、治疗范围更广泛，药物活性远超第一代药物。唑来膦酸对肿瘤细胞和破骨细胞都有促进凋亡、抑制增殖的作用。使用唑来膦酸还可以为早期乳腺癌患者带来更多生存获益。有明确的循证医学证据表明，使用内分泌治疗的同时使用唑来膦酸，能够帮助患者的无进展生存期增加3.4%，复发风险降低18%，死亡风险降低2.2%，且据10年随访发现，唑来膦酸可降低骨转移发生率24%，更是被国内外各大指南/共识推荐使用。除了药物治疗之外，患者也需要建立一个良好的生活习惯，比如戒烟忌酒，每天要补充适量的钙和维生素D等。对于同时使用芳香化酶抑制剂进行内分泌治疗的患者，推荐每年连续进行骨密度方面的检查。

❖ 什么时候使用唑来膦酸？

2022年ASCO指南推荐尽早开始双膦酸盐治疗，即在术后3个月内或辅助化疗结束2个月内开始双膦酸盐治疗。推荐唑来膦酸（4mg，每6个月1次，静脉注射大于15分钟，持续3年；或4mg，每3个月1次，静脉注射大于15分钟，持续2年）可作为乳腺癌患者全身治疗的辅助用药。

而针对晚期乳腺癌应用的话，每3～4周应用1次，一般来说，两年之内要每个月或者每28天应用1次，来预防将来可能出现的骨相关事件发生，降低脊髓截瘫的发生风险。

❖ 唑来膦酸的不良反应及处理方式

出现流感样症状

• 如肌肉酸痛、疲劳、寒战、发热等。一般在用药3天内发生，在3天后自行缓解。

• 处理方式：一般38.5℃以下给予物理降温即可，高于38.5℃以上的患者需到医院，医生会给予药物降温支持治疗。

出现口腔问题

• 治疗前：一定要去口腔科就诊，处理龋齿、不健康的牙齿；详细告知主治医生口腔情况，包括龋齿、牙周疾病、拔牙、植牙，医生会做出相应判断。

• 治疗期间：至少每6个月进行一次口腔检查；尽可能避免口腔侵入性操作，如拔牙、补牙；保持良好的口腔卫生状态，如饭后温水（36℃左右）漱口、使用牙线、早晚刷牙；如有口腔疾病及时告知主治医生。如果确实是在使用期间需要拔牙的话，一般来说，要间隔半年以上，再使用唑来膦酸。

小贴士

乳腺癌患者在治疗和康复期间需时刻留意身体变化，应早期评估自身骨丢失及骨质疏松的风险，同时要调整好生活规律，定期去医院做复查，从而延长生存周期，提高生活质量。

9. 为啥乳腺癌术后胳膊里会多了根“绳子”？

经常会听到患者们交流说，手术后不久，发现自己患侧胳膊的皮下莫名其妙地长出一根“绳子”，有的患者说还不止一根。这根“绳子”到底是什么？为什么会出现？对生活会产生什么影响？该如何治疗呢？

❖ 揭开这根“绳子”的庐山真面目

这根多出来的“绳子”它的医学专有名词是“腋网综合征”，也称“绳索捆绑”。腋网综合征是乳腺癌术后常见且易忽略的并发症之一，其发生率为36%～86%。常发生于术后早期(2～8周)，也可发生在术后数月甚至1年以上。

体重低、年龄<60岁、接受前哨淋巴结活检术、接受腋窝淋巴结清扫术、放疗等都是发生腋网综合征的危险因素。

腋网综合征的发病机制尚不明确，可能是因为手术造成浅表静脉和淋巴管损伤，使这些脉管失去功能或发生感染而失去活性，继而导致它们发生闭塞并机化形成纤维条索。

❖ 腋网综合征有哪些症状表现？

腋网综合征患者可明显触及一根起自乳房并向腋下、上臂内侧、肘窝、前臂甚至手掌放射的紧紧绷直的皮下条索状结构，通常在肩部外展时显现。它不仅明显限制了患肢的活动范围，使得患肢难以外展，还伴有局部疼痛、肿胀，严重影响患者的日常生活和术后恢复。就算没有进行任何治疗，绝大多数患者在3个月内均可自行缓解，1年内可恢复肩关节功能。但也有5%左右的患者会进入慢性阶段，出现患肢持续活动受限伴疼痛，导致肌筋膜综合征、肌肉萎缩、肩关节周围炎等。

❖ 如何科学治疗腋网综合征?

物理治疗

腋网综合征的物理治疗

热敷	有学者建议患者每日在腋下和手臂内侧热敷,并配合患肢锻炼,能够明显改善腋网综合征患者的症状。此外,循经热敷干预方法对于乳腺癌术后腋网综合征患者有显著疗效
手法引流	研究发现,手法淋巴引流可降低乳腺癌术后患者淋巴水肿及腋网综合征的发生率
局部按摩	研究表明,徒手按摩能缓解腋网综合征患者患肢疼痛及条索状的症状,提高患肢的活动度
上肢功能锻炼	研究发现,上肢功能锻炼可降低腋网综合征的发生风险,并对其治愈有明显的促进作用

药物治疗

目前,腋网综合征的治疗药物有镇痛药、非甾体抗炎药、促血管活性药等,临床上常见的主要有阿司匹林、复方丹参片、双嘧达莫等。另外,外涂多磺酸黏多糖(喜疗妥)对控制腋网综合征的紧张有一定的效果。

中医疗法

有研究表明,四子散循经热敷联合穴位按摩(重点按揉合谷、曲池、尺泽等穴位)对腋网综合征患者有良好的治疗作用,能有效改善活动受限、牵拉感、疼痛感、紧绷感,以及进行性延长的皮下条索状组织结构等症状。中药热熨联合艾灸,可显著改善腋网综合征患者的症状,缩短病程,促进患侧肢体功能恢复。

心理干预

研究发现,通过积极的对症处理,术前开始心理介入,能有效缓解早期症状,减轻不良的心理因素对患者产生的影响。

此外,在日常生活中,患者还要尽量避免做可能增加上肢阻力的剧烈运动,如提重物、打球、大幅伸展。

10. 乳腺癌患者如何看待月经？

对于普通女性，月经是一个磨人的"小妖精"，也是身体状况的晴雨表。

而对于乳腺癌患者来说，月经问题一直都是大家所在意的，她们对月经的感情是复杂的，既怕它来，又怕它以后都不来了。治疗后月经不来了是绝经了吗？该怎么办？化疗时期不来月经了，但吃了内分泌药后它又来了，是药没起作用吗？对于乳腺癌内分泌治疗的患者，到底现阶段是来好还是不来好？

❖ 乳腺癌与月经的是是非非

100年前，医生们开始了解到乳房是雌激素掌控的器官。对于女性来说，雌激素不是一直处于稳定状态的，随着月经的周期变化，女性的雌激素会有所改变。乳腺癌的发生跟月经有千丝万缕的关联。

初潮年龄较早会增加乳腺癌的发病危险性。据统计，12岁之前和13岁之后初潮的女性发生乳腺癌的风险会相差4倍；初潮年龄每推迟1年，患乳腺癌的危险性就可以降低20%。

月经周期过短，月经次数会显著增加，暴露于雌激素环境下的时间变长，导致乳腺癌的发病危险性越高。

绝经年龄越大，发生乳腺癌的危险性越高。55岁以后绝经患乳腺癌的危险比45岁之前绝经要高50%。平均起来，绝经年龄每推迟1年，乳腺癌的发病危险约增高3%。

总而言之，雌激素在乳腺肿瘤的持续生长中起重要作用，它与乳腺癌的发生密切相关。雌激素之于乳腺癌，就如植物所需的阳光，照射时间过长或过频，引发乳腺癌的风险就增高。

❖ 内分泌治疗时，怎么判断绝经？

乳腺癌是雌激素水平逐渐增高的结果，约有75%的乳腺癌患者的ER和(或)PR呈阳性，此类乳腺癌患者需要接受辅助内分泌治疗。内分泌治疗的药物总体上分为绝经前和绝经后两种，因此，有无绝经影响着药物的选择。

绝经前通常选用三苯氧胺，绝经后选用芳香化酶抑制剂。如果没有绝经，选用芳香化酶抑制剂是无效的。如果绝经，大多数专家推荐选用芳香化酶抑制剂，疗效要优于三苯氧胺，所以判定月经的状态非常重要。

无论是从2008年到2016年的NCCN乳腺指南，还是中国版的乳腺癌诊治指南和规范，关于绝经的定义和判断标准始终如一：

- 双侧卵巢切除术后；
- 年龄60岁以上；
- 年龄60岁以下，没有接受化疗、三苯氧胺、托瑞米芬和抑制卵巢功能治疗，自然停经12个月以上，且血雌二醇、FSH达到绝经后水平；
- 年龄60岁以下，接受三苯氧胺、托瑞米芬治疗，血雌二醇、FSH达到绝经后水平；
- 正在接受LH-RH类似物或激动剂治疗的患者无法判定是否绝经；
- 正在接受辅助化疗的绝经前女性，停经不能作为判断绝经的依据。

对于化疗引起停经的女性，如果考虑以芳香化酶抑制剂作为内分泌治疗，则需要进行卵巢切除或连续多次监测FSH和(或)雌二醇水平以确保患者处于绝经后状态。

有了上述明确的标准，关于月经状态——绝经前、绝经后的判断自然就不会糊涂了。

❖ 治疗期月经来了，是好还是坏？

月经的到来让很多乳腺癌患者联想到体内雌激素升高，又联想到乳腺癌进展，所以会焦虑。关于治疗期间来月经的困惑，主要集中在以下几个方面。

治疗期，月经到底该不该来？

有此类焦虑的患者大多处于这样的阶段：化疗期停经，一直持续到内分泌治疗，然后在内分泌治疗的某一天，月经又来了。在化疗期间或者化疗后月经不来了，其实这个是化疗相关性闭经，20%～70%的人会发生这种情况，有的人也许就这样绝经了，而9%～35%的人一段时间后月经会回来，这跟每个人的年龄和化疗药物有关，是一种正常现象。

需要把月经完全抑制吗？

有些乳腺癌患者在医生的建议下使用“肚皮针”，即“药物去势”。用药物抑制卵巢功能，降低雌激素，从而使人处于绝经后水平。这个方案源于2014年的相关研究，对于年龄<35岁、≥4个淋巴结转移、化疗后未绝经的中高危人群，在内分泌治疗中联合使用卵巢去势，可以获益。

服用他莫昔芬期间来月经

他莫昔芬跟雌激素是竞争关系，它会抢先一步跟激素受体结合，他莫昔芬把原本属于正常雌激素的位置给占了，导致有部分雌激素游离在血液里，无家可归，所以患者在这个时候去检查，往往会发现雌激素偏高，其实是正常的。

小贴士

对于年轻乳腺癌患者，有部分尚有生育需求，最好用药物去势，治疗停止后，可恢复卵巢功能。另外，手术切除卵巢属于永久去势，女性会提早进入更年期，对皮肤和情绪状况会有一些影响，所以需不需要抑制月经，以及是否永久去势，还要结合患者的具体情况及医生的建议。

11. 除了曲线美，义乳还有这些用途

义乳，又称仿真乳、硅胶义乳或手术假乳，大多数材质是医用硅胶，是乳腺癌手术后专用的康复产品。它与身体贴合度比较好，温度随着身体变化而变化，不会有冰冷感，义乳重量、质地与乳房相似，也很少有异物感。

临床上，很多患者会疑惑，手术后是否需要佩戴义乳。大部分患者对义乳作用较为陌生，大家往往只关注身体外形的变化，对义乳作用的了解片面局限。乳腺癌术后佩戴义乳也是非常重要的一个治疗手段，因为乳房的缺失不但给患者身体造成很大的损伤，对患者的心理也有特别大的影响，义乳弥补了患者因术后身体缺陷、期望保持女性形体美观、增强生活自信的遗憾。

佩戴义乳除了可弥补患者身体的缺陷，还有特别重要的作用在于义乳有一定承重量，佩戴义乳不仅可保护失去乳房的患者避免脊柱侧弯，维持身体平衡，还可帮助患者矫正站姿、坐姿，有效地保护胸腔脏器。

❖ 如何选择义乳？

因人而异

义乳的选择和佩戴需要根据自身身材选择。在佩戴义乳时，最好穿比较紧身的衣服，这样才能更好地观察佩戴义乳后的效果。

分期选择

在乳房切除术后初期，伤口还未完全愈合，或正处于化疗、放疗期间，这时建议选择质地轻、透气好的棉质义乳，美化外观，又不影响伤口的愈合和治疗。

手术后切口完全愈合后（一般是手术后4～6周）就可佩戴有重量的硅胶义乳，它能有效维持身体平衡。

可选择的义乳也很多，有三角形、水滴形、螺旋形、游泳专用、腋下弥补等形状义乳，自身可根据不同场合选择合适的义乳。

选择合适的胸罩

有了合适的义乳，还要选择合适的胸罩。义乳有专用胸罩，其内侧有放置义乳的内袋，它可以容纳义乳，并将义乳固定在正常的位置。

合适的义乳慢慢会成为自身身体的一部分，甚至跳舞、运动的时候义乳也不会发生移位。

❖ 术后多久佩戴义乳合适？

手术后4～6周，乳房伤口完全愈合，无不适之后，才可佩戴义乳。

如需要接受放疗，可暂时选用海绵义乳。

不过乳腺癌患者手术后也不能掉以轻心，术后的康复保健还是要重视起来，尤其要提防前5年时间，其中又以前3年复发风险最高。乳腺癌一旦发生复发转移就要继续接受治疗，无法有效佩戴义乳。

所以乳腺癌患者接受乳腺癌手术后务必要定期复查，随时掌握自身病情，减少复发或提早发现复发转移的可能，使生存期延长。这样佩戴义乳也能更加随心，从而总体上维持一个好的心态与身体。

佩戴义乳的患者多数会有一个心理适应期，初戴时会有抵触情绪，严重者甚至会拒绝佩戴。为了健康及美观，义乳最好坚持佩戴，随着佩戴时间的延长，会慢慢适应。

参考文献

[1] 中国抗癌协会乳腺癌专业委员会.中国抗癌协会乳腺癌诊治指南与规范(2021年版)[J].中国癌症杂志，2021，31(10):954-1040.

[2] 国家肿瘤质控中心乳腺癌专家委员会，北京乳腺病防治学会健康管理专业委员会.中国乳腺癌随诊随访与健康管理指南(2022版)[J].中华肿瘤杂志，2022，44(1):1-28.

[3] 周斌，辛灵，程元甲，等.AJCC第8版乳腺癌预后分期重大更新及临床意义[J].协和医学杂志，2017，8(Z2):235-238.

[4] 张勇，余一朗，单鹏飞，等.乳腺癌患者改良根治术后复发转移的相关危险因素分析[J].中华普外科手术学杂志(电子版)，2021，15(4):418-421.

[5] 宋澎昭. 激素受体阳性乳腺癌复发转移相关临床病理因素分析[D]. 济南:山东大学,2021.

[6] 中华预防医学会妇女保健分会乳腺学组. 中国乳腺癌患者生活方式指南[J]. 中华外科杂志,2017,55(2):81-85.

[7] 罗富锟,陈源,叶远航,等. 基于"发物"和"体质"理论初探变应性鼻炎的"辨体论忌"[J]. 中国中西医结合耳鼻咽喉科杂志,2021,29(1):77-80.

[8] 王磊,柴可夫. 基于"因人制宜"学说的中医"发物"观[J]. 中华中医药杂志,2017,32(2):435-437.

[9] 胡阳,孙越,李婷,等.5种"发物"对小鼠变应性接触性皮炎模型的影响[J]. 中国中西医结合皮肤性病学杂志,2014,13(2):69-71.

[10] OTTE J L, DAVIS L, CARPENTER J S, et al. Sleep disordersin breast cancer survivors[J]. *Support Care Cancer*, 2016, 24(10):4197-4205.

[11] 张江,刘燕,李文辉,等. 睡前音乐疗法对乳腺癌放疗患者睡眠质量和癌因性疲乏的影响[J]. 昆明医科大学学报,2020,41(12):173-178.

[12] 张颖兰,温春婵,冯细妹. 睡眠状态干预护理对乳腺癌术后患者生命质量的影响分析[J]. 世界睡眠医学杂志,2021,8(3):443-444.

[13] 中华医学会骨质疏松和骨矿盐疾病分会. 原发性骨质疏松症诊疗指南(2017)[J]. 中国全科医学, 2017, 20(32):3963-3982.

[14] 邵志敏, 沈镇宙, 徐兵河. 乳腺肿瘤学[M]. 上海:复旦大学出版社, 2013.

[15] 中国医师协会肿瘤医师分会乳腺癌学组, 中国抗癌协会国际医疗交流分会. 骨改良药物安全性管理专家共识[J]. 中华肿瘤杂志, 2021,43(6):622-628.

[16] 程红,熊华荣,张翱,等. 局部涂抹喜辽妥联合徒手淋巴引流在乳腺癌术后腋网综合征的应用研究[J]. 临床护理杂志,2021,20(4):29-31.

[17] 刘浏. 循经热敷在乳腺癌术后腋网综合征护理中的临床效果观察[J]. 实用中西医结合临床,2020,20(15):147-148.

[18] 林晓虹,洪佳娜,李娜,等. 乳腺癌术后继发腋网综合征病人的护理[J]. 全科护理,2017,15(4):459-460.

第九章 日常乳腺保健

1. 收下这份乳房自检手册

乳房是情绪的“靶向器官”，无论是喜、怒、忧、思、悲、恐、惊哪一种情绪，都会影响身体。“忍一时乳腺增生，退一步卵巢增生”。别觉得这是玩笑话，这可是真的！

情绪的变化会间接影响女性体内激素的分泌和变化，当女性处于不良情绪的状态时，会抑制卵巢的排卵功能，出现孕酮减少，从而使雌激素相对增高。而激素水平的不稳定，就会导致乳腺出现一系列问题，包括腺体增生、乳房纤维腺瘤、乳腺囊肿、乳腺癌等，最终影响乳房健康。

乳腺自我检查是女性自愿地、有意识地进行自我保健的内容之一，是一种简易无创的乳房保健方法，经济、便捷。据调查，80%的乳腺癌患者都是自检后发现问题进行就医的。另外，早发现、早治疗能大大提高乳腺癌的治愈率，所以正确的乳房自检方法是每个成年女性都应掌握的事情。

乳房自检并不难学，经过1～2次的指导就能正确掌握。建议女性20岁之后，每月都要进行乳房自检，且定期去医院进行乳腺常规检查。那么如何科学进行乳房自查呢？

❖ 乳房自检时间

乳房自检原则上每月1次，最佳时期是经期结束后第7～10天，雌、孕激素都已恢复至正常水平。不仅自检结果不会受激素影响，此时乳房腺体最松软，触痛最轻微，更容易在检查中发现我们身体的微小病变。

对于已绝经的女性，包括人工绝经或自然绝经，可固定每月最易记住的时间进行。可以在洗澡时，对着镜子进行自我检查。

❖ 检查方法

视诊

室温需适宜，光线要充足，立位或坐位，面对镜子，目测双侧乳房。

- 双手叉腰或手掌置于臀部，肩膀挺直，用力使胸部肌肉紧张，左右转动观察乳房的侧面、轮廓和曲线有无改变。
- 双手位置不变，上身向前倾，使乳房自然下垂，转动肩部和肘部，保持胸部肌肉紧张，观察乳房的活动度、形状及轮廓的变化。
- 抬起双臂，置于脑后，两臂外展，充分暴露乳房，左右转动观察乳房侧面。注意乳房自然下垂的下缘，必要时抬起观察。

以上3个动作应连续地、慢慢地做数次。

视诊主要内容：

- 双侧乳房外形是否左右对称、大小相似。乳房的静脉显现。
- 皮肤有无过度的色素沉着。
- 皮肤有无脱屑、潮红、皱缩、肿块、隆起、下陷、溃烂或橘皮样外观。
- 乳头有无大小不对称、轴线移位，有无内陷、有无分泌物。
- 腋窝和锁骨上下是否对称或有隆起。
- 检查乳头：站在镜子前，用3个手指拇指、食指和中指呈C字形，置于乳晕周围挤压乳晕，操作时动作轻柔。挤压两侧乳晕时观察乳头是否有异常液体流出及流出点的位置。

触诊

• 立位触诊：可在洗澡时，双手涂抹肥皂以便于滑动。一手放于脑后，另一手将食指、中指和环指并拢，用三指的第一节指腹来触摸另一侧的乳房。操作时3个手指聚拢，用指腹在乳房上以打圈的形式做按压，切勿用指尖抓捏乳房组织（否则可能会把抓捏到的正常腺体组织误认为肿块），以按压、螺旋、滑动、前进的方式，检查整个乳房，可从乳房外上方开始由外向内螺旋式前进，右侧依顺时针方向，左侧依逆时针方向，从外圈起至少3圈，每一圈应有重叠，直至乳头，再逐步向腋窝方向触摸有无肿块。可分2次进行，一次轻压感觉皮肤下的改变，另一次重压感觉深部乳房组织的改变。拇指、食指轻捏乳头，观察有无分泌物。有1～2滴透明或白色的液体是正常的；有黄色、暗红色或脓液样液体流出是不正常的。用拇指、食指拉起乳头，并向下按压，检查乳头下方有无硬块。一边的乳房检查后，再以相同方法检查另一边的乳房。触摸锁骨上方、胸骨中线、肋骨下缘及腋下有无异常，尤其是淋巴结的肿大。

• 卧位触诊：双手可涂抹润肤乳液，以便于滑动。取平卧位，头下不放枕头；被检乳房侧的肩胛下放一个小枕头，再将同侧的手放在头后，使乳房组织更均匀地分布在胸部，对乳房大或乳腺增生明显者最适宜；检查方式与立位触诊相同。最后，一定记得检查两侧锁骨上淋巴结、胸骨边缘及腋下淋巴结。

❖ 总结

• 请用你的双手，保护你的乳房健康，提倡每月乳房自我检查，是早期发现乳腺癌的有效措施。

• 第一次检查时应详细记录乳房情况，以后每次以此为标准进行比较，发现异常应及时到医院专科就诊。在检查时如发现双乳不对称，如有肿块或腺体增厚，应引起重视。

• 无论多么规范的乳房自检，都无法取代医学检查。一旦发现异常，立即就医。就医请到国家正规医疗机构的乳腺外科或普外科。

2. 除了自检，别忘了定期筛查

女人这一生藏着许多未知的“胸险”。例如，被称为“全球女性健康杀手”的乳腺癌就是其中之一。

很多乳腺癌患者在刚确诊的时候，经常会觉得不可置信，向医生提出各种各样的疑问：“我们单位每年都有职工体检，今年体检我各项指标都正常，为什么突然会查出乳腺癌？”“去年我体检报告单上只提示乳腺增生，建议随访，怎么一年不到就成了乳腺癌？”那么，定期体检有用吗？

之所以出现这样的问题，是因为不少人都认为自己每年进行常规体检指标都正常便可高枕无忧了。但事实上，大部分的癌症都会成为常规体检的“漏网之鱼”。因为现在大多数单位组织的职工体检，项目主要是基础检查（内科、外科、眼科等）、验血（血常规、生化全套及肿瘤标志物检查）、心电图、胸片，以及肝、乳腺、甲状腺等部位的超声检查，乳腺钼靶和磁共振都没有被列入常规体检的项目范畴（首先是价格贵，其次钼靶和磁共振有一定放射性，也不是每个人都愿意做）。比如对钙化比较敏感的钼靶，有时单独超声是很难发现其病变的。

小贴士

体检的所有项目都应重视，不要忽略某些项目。体检之后，要对自己的健康问题予以持续的关注和管理。比如，体检查出有乳腺肿块或者乳腺结节的女性，一般医生会建议随访，有些需半年做一次超声，有些需3个月做一次。因为恶性肿瘤的增大非常迅速，体检中发现的一些小小的隐患可别不当回事。

“早期乳腺癌”，如绿豆、黄豆大小的病灶，体检者本身又比较偏胖，单靠医生触诊是很难查出来的。而常规体检一般没有乳腺钼靶检查这个项目，即便有，有些女性也会因为各种各样的原因不愿意做。

另外，在很多体检中心，乳房检查是属于外科体检范畴，如果外科体检医生不是乳腺专科医生，就很难发现较小或者位置隐蔽的乳房肿块。而在健康体检的时候，因为做检查的人太多，有的医生可能触诊不够仔细，很容易造成漏诊。

即便是对于乳腺专科医生，要鉴别不典型的乳腺增生与乳腺癌，或质地较硬的乳腺纤维腺瘤和乳腺癌，也是有一定的难度。

常规体检毕竟不是专科检查，侧重点与专科体检有所不同，把疾病的诊断完全寄希望于一年一次的常规体检是不现实的。乳腺检查最好选择在月经干净后的7天左右去做。如果在经前期进行体检，会因为乳房肿胀而影响医生的判断。

最后说一下，定期体检是必要的，同时还要根据个人的家族病史、工作环境（如经常接触放射线、化学药品）、生活习惯（如经常熬夜、喝奶茶、吃“快餐”）增加必要的检查项目，如乳腺钼靶、胃镜、肠镜等。

平时还要留意自己身体的变化，比如每月进行乳房自检，一旦发现问题，及时就诊，避免发展到晚期才发现，铸成不可挽回的遗憾。

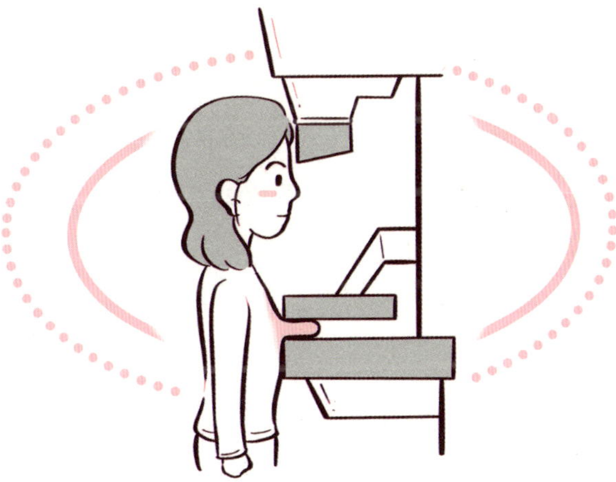

30岁以上女性，最好每年做一次乳腺的常规体检，40岁以上女性，每半年检查一次为宜。

3. 呵护乳房，从摒弃坏习惯开始

乳房能否保持好的状态，与我们的日常生活习惯息息相关，很多女性出现乳腺疾病前，可能很长一段时间都处于压力大、情绪低落的状态，日积月累就把身体给搞垮了。那么，哪些不良习惯会影响乳房的健康状态。

❖ 熬夜

很多女性都有熬夜的习惯，在忙了一天后，身心俱疲，夜晚自然就成了放松身心的最佳时段。但经常熬夜的话，可能会导致内分泌紊乱，打破体内调节机制的平衡，从而增加患乳腺疾病的概率。

❖ 不良情绪压力大

有很多身兼“数职”的女性，以一人之力扛起了一片天！做家务、管孩子、上班、照顾老人等集于一身……可想而知，她们承受着巨大压力，如果未能及时缓解的话，很可能就会给身体各个脏器增加负担，导致内分泌发生失调等，诱发乳腺相关疾病。

❖ 易生气

有些性格内向的女性，她们很少表达自己，在受到委屈或不公时，往往憋在心里生闷气；也有一些女性天生脾气暴，不好惹，遇到一点小事就大发雷霆，这样对身体也是不太好的。

❖ 悲观

有一些悲观的女性，遇到不顺心的事就哭，不想怎么解决，反而一直想事情最坏的结果，让自己不好受，身边的人也跟着难受，这样的人往往会逐渐发展或抑郁。国际上已有多篇权威论文证实，乳腺癌的发病率与负面情绪有关，长期受不良情绪困扰的女性朋友，其乳腺癌的发病率较高。

❖ 滥用药物

雌激素的使用一定要到正规医院由医生针对病症开具，而非盲目地狂补，要知道过多的雌激素是诱导乳腺疾病发生的重要原因之一。

❖ 挤压乳房

有些人为了挤出自己的“事业线”，让乳房变得更加挺拔，就会穿过紧的内衣，即便没有“事业线”，也要把它勒出来。穿过紧的内衣其实相当于给乳房“上刑”，长时间穿戴过紧的内衣就会压迫到乳房周围，导致血液循环不畅，久而久之，乳腺结节也会随之而来。

另外，有些女性特别喜欢趴着睡觉，上半身的重量压在乳房上，乳房受到压迫后就会影响它的血液循环，对乳房有不利影响。

❖ 吸烟、饮酒

现在很多女性也有吸烟、饮酒的习惯，有研究表明，有吸烟史的女性患上乳腺癌的概率要比不吸烟的女性高3倍，甚至更多。因为烟草中的有害物质及酒精都会对乳腺造成不良的刺激，会增加患上乳腺疾病的概率，增加乳腺疾病的发病机会。

❖ 过度节食

有些女性过度节食，谈肉色变。要知道乳房内部组织大部分是脂肪，乳房内脂肪的含量增加了，才能得到正常发育。

说了这么多坏习惯，真希望你一个没中。

4. 吃得营养，乳房才更健康

一个“癌”字3个“口”，国人在享受美味的同时，也容易“癌”从口入。肝癌、胃癌、食管癌、肠癌等听起来就令人胆寒的癌症，就可能都是“一口一口吃出来”的。“穷癌”和“富癌”实际反映的是人们生活方式和饮食习惯上的差异所带来的癌症发展方向。但说到底，都离不开一个“吃”字。

世界卫生组织指出，有近50%的新发癌症是可以预防的，只要坚持健康生活方式，就能大大降低癌症的发生风险。

小贴士

《中国居民膳食指南科学研究报告（2021）》报告指出，可降低恶性肿瘤发病风险的膳食种类有全谷物、蔬菜、水果、大豆及其制品、奶类及其制品、鱼肉、坚果、饮水（饮茶）等。

❖ 全谷物

增加全谷物摄入可降低全因死亡的发生风险。多项研究的荟萃分析结果表明，与低摄入人群相比，全谷物高摄入人群全因死亡风险下降12%。每日增加30g全谷物摄入，可降低全因死亡风险8%。摄入量达到每天100g左右时，风险降低25%。

全谷物的健康益处还与其富含膳食纤维密切相关。

国内有一项大型研究，分析膳食纤维与乳腺癌的相关性，结论是膳食纤维的摄入越高，发生乳腺癌风险越低，两者呈负相关。当然，对于已经患有乳腺增生和乳腺癌的人来说，膳食纤维也可起到治疗和减缓这些乳腺疾病、预防其他多种疾病如心脑血管疾病、糖尿病等作用。除了全谷物之外，蔬菜、水果、坚果等也含有丰富的膳食纤维。

❖ 蔬菜和水果

蔬菜和水果的摄入还可能降低乳腺癌和肥胖的发病风险。十字花科蔬菜摄入量增加可降低乳腺癌的发病风险。膳食营养中的蔬菜和水果中存在类胡萝卜素、维生素C、维生素E、二硫代硫酮、异黄酮、异硫氰酸酯等潜在的抗癌物质，可能对乳腺癌等恶性肿瘤的发展起抑制作用。蔬菜、水果中的叶酸还参与5-羟色胺与其他单胺类神经递质及儿茶酚胺的合成，预防或缓解焦虑、抑郁等不良情绪的发生。同时蔬菜水果中含有丰富的镁、锌、硒等矿物质元素，其中镁可有效降低体内C反应蛋白、白介素-6、肿瘤坏死因子α等炎症因子，有助于缓解抑郁。

❖ 大豆及其制品

大豆食品可降低乳腺癌的死亡和复发风险。荟萃分析结果发现，大豆异黄酮每增加10mg/d，可以降低3%乳腺癌发生风险，大豆及其制品的食用（大豆摄入量≥1.62g/d，或豆腐摄入量≥14.4g/d或大豆异黄酮26.3mg/d）可降低女性（尤其是绝经后女性）乳腺癌的发病风险。

❖ 奶类及其制品

低脂奶制品或增加奶制品的摄入频率均有可能降低乳腺癌发生风险。奶制品作为日常生活中优质蛋白和钙质的主要来源，是生活中最为常见的食品，与乳腺癌的发生风险有一定的相关性。

一项荟萃分析显示，酸奶和低脂奶制品降低了乳腺癌的发生风险。另一项病例对照研究发现，低脂牛奶可能降低乳腺癌的发生风险。

❖ 鱼肉和坚果

深海鱼类如三文鱼、金枪鱼、秋刀鱼、鳕鱼，坚果如亚麻籽、奇亚籽、核桃等，含有人体不能合成的必需脂肪酸ω-3多不饱和脂肪酸（ω-3PUFA），必须从食物中获得。最新版《中国抗癌协会乳腺癌诊治指南与规范(2021年版)》中也提到,饮食中ω-3不饱和脂肪酸与ω-6不饱和脂肪酸的相对摄入比增加,能够降低乳腺癌发生风险。此外,ω-3PUFA还可以增加化疗药物的敏感性,减低其使用剂量,从而降低其对人体的毒害。有大量的研究发现,ω-3PUFA辅助抗雌激素类药物,如他莫昔芬和维生素D等药物,具有较好地协同抗乳腺癌作用。

❖ 饮水和饮茶

喝水可以排毒。早上起床之后洗漱完毕,喝上一杯温热的白开水,对于身体来说是非常有帮助的。美国一项研究发现,每天喝5杯水或更多的妇女,比每天喝2杯水或更少的女性患癌症风险减少45%,男性减少32%。自古以来,茶就被人们认为是一种健康的饮料。长期适量饮茶能起到调节血脂、预防肥胖等作用。茶叶中含有多种抑制细胞突变的成分,其中茶多酚的效果最明显,特别是儿茶素和表没食子儿茶素没食子酸酯(EGCG),已被证明能够抑制乳腺癌癌细胞的生长和肿瘤内血管生成和扩散。

提醒:正在接受放化疗的乳腺癌患者如需要大量饮用绿茶,请务必征求主治医生的意见。

健康是我们每个人与生俱来最为宝贵的财富。从现在开始,为自己的身体健康负责,行动起来吧!

小贴士

上海市肿瘤研究所的一项调研结果显示,饮茶者特别是饮绿茶者比未饮用者患子宫内膜癌的危险性降低,而且饮茶次数越多,患子宫内膜癌危险性降低得越明显。

5. 养出好肠道，和肿瘤说拜拜

人体的肠道菌群是一个庞大的微生物体系，能够保护人体免受病原微生物的入侵，促进免疫系统的发育，以及营养物质的消化和吸收，但同时也能诱发各种疾病，如炎症、肿瘤等。

有研究显示，乳腺癌的发生及乳腺癌的临床病理特征均与肠道菌群失调密切相关，肠道菌群可以通过调节雌激素代谢和机体的免疫功能等途径影响乳腺癌的发生、发展。

事实的真相到底是怎么回事儿？肠道菌群真的和乳腺癌的发生有关系吗？又该如何养出好肠道来预防肿瘤呢？

❖ 肠道菌群与乳腺癌的发生

肿瘤的发生是一个环境基因交互作用的结果，肠道内的微生物群组成了机体细胞重要的内环境，也可以产生类似的环境基因交互作用，诱发肿瘤的产生。临床研究显示，乳腺癌患者肠道菌群的组成与正常人群相比具有显著性差异，肠道菌群中的葡糖醛酸酶能够促进雌激素再吸收，而雌激素水平又与乳腺癌的发生密切相关，因此肠道菌群可能是通过与人体内雌激素相互作用，进而影响了乳腺癌的发生和发展。

❖ 预防肿瘤，保护好肠道菌群平衡

肠道菌群具有多种抗肿瘤作用，保护肠道细菌、维持肠道菌群的稳定对肿瘤的预防尤为重要。

合理饮食与作息

生活方式和饮食习惯不仅会影响肠道菌群的组成，同时也会影响代谢功能。

肠道内较低的细菌丰富度是造成各种疾病的风险因素，而多样性的高纤维饮食，有助于提高细菌的多样性来分解纤维素产生短链脂肪酸并降低疾病的发生率。因此，为了肠道菌群的健康，要养成良好的生活方式，避免高油、高脂、高盐、高糖饮食，可以多摄入膳食纤维，如水果、蔬菜、坚果、豆类、全谷类食物等。

小贴士

近年来有研究表明，水果内丰富的多酚物质，如花青素可能会调节特定的肠道菌群，起到抗感染作用，这种调节与有益肠道菌群的增加有关，尤其是双歧杆菌。

保持心情愉悦

生活中要保持心情愉悦，因为肠道菌群容易受到人的精神状态影响。当心情舒适时肠道菌群能正常行使其生理功能，而当我们疲劳、压抑、精神萎靡不振时，肠道菌群则会处于低迷状态，不能很好地发挥其多种作用。

慎用抗生素

抗生素的使用是改变肠道菌群组成的一个重要因素。抗生素对微生物影响很大，并且过度使用，会增加病原菌的抗药性。滥用和过量使用抗生素，会导致正常肠道细菌发生代谢紊乱，造成肠道菌群数量、比例等的失调，使肠道微生态发生改变。抗生素还会导致肠道内益生菌特别是双歧杆菌的数量明显减少，肠道益生菌数量减少，会对肠道菌群正常的生理功能产生负面影响，干扰到其抑制肿瘤的作用。

补充益生菌

研究发现，服用肠道微生态调节制剂有助于改变微环境中的炎症反应，从而抑制肿瘤生长，降低患癌风险。因此，为了维持肠道菌的多样性与稳定性，可以适当食用含乳酸杆菌、双歧杆菌等益生菌的酸牛奶、酸乳酪，但不可过度补充肠道菌，以免破坏肠道菌群原有的稳态。

坚持运动

研究显示，运动可显著改变肠道菌群结构、多样性和丰富度，促进菌群微生态平衡，在能量稳态和调节中起到积极作用。因此，应加强身体锻炼，提高免疫力，防止病原体入侵造成疾病而引起肠道菌群失调。

总的来说，肠道菌群和机体之间存在着共生关系，两者之间存在着一种动态平衡。肠道菌群可以影响机体的代谢、营养吸收和免疫功能，菌群的失衡还会导致乳腺癌等疾病的发生，给健康带来严重影响。反过来，我们自身的行为习惯和生活方式又会影响体内的肠道菌群。

6. 预防乳腺癌，牢记重要措施

有研究证明，35岁以后才生娃，患乳腺癌风险会更高一些。除了晚婚晚育这一因素外，还有哪些因素可能会增加患乳腺癌的风险呢？我们又要如何预防乳腺癌的发生？

乳腺癌是什么？乳腺癌是一种起源于乳房组织（主要由乳腺叶和乳腺导管组成）的恶性肿瘤，也是女性最常见的恶性肿瘤之一。据统计，发病率占全身各种恶性肿瘤的7%～10%，在女性中仅次于子宫癌，它的发病常与遗传有关，以及40～60岁之间、绝经期前后女性发病率较高，仅1%～2%的乳腺癌患者是男性。

❖ 身体有这些变化，要小心！

乳房变化类型

乳房外观变化	一侧乳房持续变大，乳房能摸到包块，乳房的质地变硬或皮肤变厚
乳头异常分泌物	颜色呈血色、咖啡色、黄绿色；量多，不用挤压就会流出；只有单侧乳房，甚至单孔有分泌物；有脓臭物；几个月经周期后依然有分泌物
乳房肿胀、疼痛	在一两个月经周期后或停经后疼痛没有消失，单侧乳房的某个固定区域疼痛，出现乳头分泌物、乳房内陷
皮肤改变	乳晕短时间内明显加深，或伴有瘙痒、皮疹；乳房出现"小酒窝"或乳头内陷、回缩，如果乳头同时出现了分泌物，更要引起警惕；乳房皮肤变得像橘子皮

❖ 高危人群的特征有哪些？

- 乳腺癌的遗传风险。存在乳腺癌家族史，特别是母亲或者姐妹曾患有乳腺癌，该女性自身易患乳腺癌。
- 月经初潮时间过早（12岁以前），闭经时间过迟（52岁以后）。

• 40岁以上未孕或第一胎足月产在35岁以后，即第一次分娩时高龄或从不生育。

• 曾有相关患病史。曾患一侧乳腺癌者，其对侧乳腺具有高危险因素，尤其病理诊断为小叶原位癌或多灶性癌者；病理证实曾患乳腺囊性增生病，尤其含有活跃的导管上皮不典型增生或乳头状瘤病结构者。

• 过多的X线胸透或胸部X线检查史，这里需要特别指出的是每年一次的体检胸片或乳房的钼靶X线检查并不会明显增加发生乳腺癌的风险。

• 曾患功能性子宫出血或子宫体腺癌。

• 肥胖，尤其绝经后显著肥胖或伴有糖尿病者；脂肪可以升高人体内雌激素受体的水平，间接增加乳腺患癌风险。

• 长期大量使用外源性雌激素。

• 不良生活习惯，如抽烟、酗酒、熬夜。

• 心理压力巨大，有明显的巨大精神创伤。

❖ 预防措施

对于乳腺结节，保养按摩应特别谨慎，如果乳腺结节恰巧是恶性肿瘤，暴力按摩会导致癌细胞脱落，激素、精油亦会加速癌细胞生长，可能使这些癌细胞轻而易举地转移到身体的其他地方，所以检查到乳腺结节，一定要先到正规医院做相关专业检查，排除恶性风险，千万不可贸然不规范地乱按乳房。

定期做超声/钼靶检查等专业体检，对于乳腺癌高危人群，早发现、早诊断、早治疗才是正道。有乳腺癌家族史的女性，应从25岁起遵医嘱，对乳腺进行专业随访，尽早发现可能病变。

规律作息、合理饮食，保持良好情绪。改变不良生活习惯，如长期熬夜等；注意饮食，少吃高糖高脂、辛辣刺激性食物，多吃蔬菜；适当运动，避免过度肥胖；避免摄取含激素类的药品或食品。

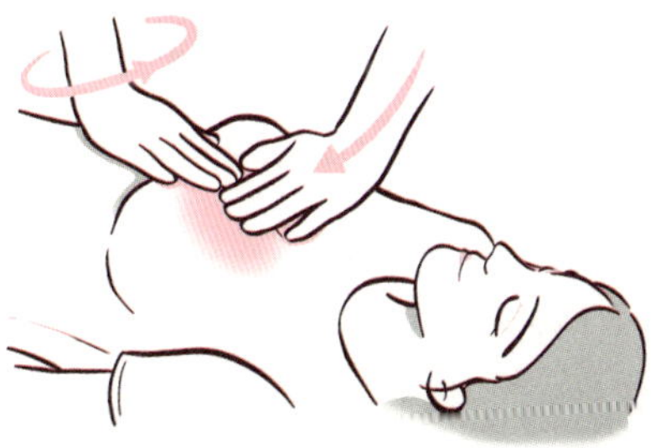

7. 适龄生育与哺乳，让你更健康

随着生活节奏加快、婚育年龄推迟、饮食习惯改变等，乳腺癌发病率逐年上升。

在我们的印象里，总听医生这样说：生过孩子的女性患乳腺癌的风险比从未生育过的女性更低。但最近一项新的研究发现，妈妈们只有在很多年后才会受到这种保护，并且在末次生育后的20多年里，甚至还可能增加患乳腺癌的风险。

你可能会问，乳腺癌究竟和生育、哺乳有什么关系？目前，乳腺癌的病因并不十分明确。但雌激素的暴露与乳腺癌发病有直接关系。而晚生、生育次数少会影响体内雌激素水平，增加或延长体内雌激素暴露，增加患乳腺癌的风险。而生育相关的乳腺癌风险因素包括初潮和第一次怀孕间隔时间较长；保护因素包括胎次、头胎年龄小、母乳喂养时间长。

根据《中国女性乳腺癌筛查与早诊早治指南(2021)》中乳腺癌发生的相关危险因素中提道：特定的月经生育因素与乳腺癌发病相关，主要体现在以下几个方面。

- 未经产和初次妊娠较晚的女性患乳腺癌的风险增加。一项研究显示，未经产女性患乳腺癌的风险是经产妇的1.32倍；初次妊娠较晚的女性患乳腺癌的风险增加。初次分娩的年龄越大，乳腺癌患病风险越高。
- 人工流产会增加患乳腺癌的风险。有人工流产史的女性与无人工流产史的女性相比，人工流产使其患乳腺癌的风险增加44%；而对于人工流产达到两次或以上的女性，患乳腺癌的风险分别增加76%和89%。
- 母乳喂养可以降低乳腺癌的发病风险。12个月(以上)哺乳时长可以使乳腺癌的发病风险降低26%，且随着母乳喂养的持续时间延长，患乳腺癌的风险会降低。

通过分析乳腺癌的危险因素和保护因素，可尽量减少增加乳腺癌发病率的相关行为。

美国国立卫生研究院(NIH)和国际绝经前乳腺癌合作小组成员通过调查发现,患乳腺癌的风险在生育后逐年升高,大约在第5年达到高峰。研究结果显示,怀孕对降低乳腺癌风险的保护作用可能在最后一个孩子出生后30年才会显现。

美国国家健康科学研究所(NIEHS)流行病学处处长认为,此前很少有关于分娩后乳腺癌风险增加的报道,因为此前的报道通常是基于绝经期女性的研究。乳腺癌在年轻女性中相对不常见,因此研究起来也更为困难。

科学家还发现,高龄妊娠、多次妊娠及有乳腺癌家族史的女性,生育后患乳腺癌风险的概率更大。出乎很多人意料的是,母乳喂养并没有表现出相应的保护作用。得益于大数据分析的力量,这些新的信息在早期研究中并没有被发现。

小贴士

提倡不吸烟、不饮酒、不熬夜,减少红肉、动物脂肪和精制碳水化合物的摄入,多吃蔬菜、水果、谷物、膳食纤维,并加强锻炼控制体重,建议首次分娩年龄不要超过30岁,减少流产的发生,提倡母乳喂养等,以降低乳腺癌的发病率。

8. 戒酒，从现在开始

我们的身体对酒精有种无法描述的情结。相对来说，女性的胃更不擅长分解酒精。所以喝同样多的酒，会有更多的酒精进入女性的身体，产生更严重的影响。

❖ 饮酒与乳腺癌

在美国和欧洲，每年数万例的乳腺癌患者都有经常饮酒的习惯。饮酒是女性乳腺癌的独立危险因素，不论是红酒、白酒还是啤酒，但凡含酒精的饮料，都会增加乳腺癌的发病风险。在女性中发现，饮酒习惯与早期乳腺癌的发生及癌症的复发具有正相关性。研究还发现，酒精摄入可显著提高女性，尤其绝经后乳腺癌的发病风险。

同时，下丘脑-垂体-性腺轴具有重要的调节生殖功能作用，而酒精具有性腺毒性，并可以抑制下丘脑-垂体-性腺轴的作用，引起卵泡刺激素、黄体生成素、催乳素等分泌紊乱，从而导致疾病的发生。

小贴士

饮酒与和阴道炎、宫颈炎、盆腔炎相关。这可能是因为酒精改变了阴道内pH值，破坏了阴道微生态平衡，从而导致有害细菌增加，促进炎症发展。而阴道炎的上行感染，进而又引发了盆腔炎和宫颈炎。

❖ 饮酒与经前综合征

《英国医学杂志》发表的一项研究报告称，经常饮酒的女性可能会增加罹患经前综合征的危险。而经前综合征已经成为一个全球性的健康问题。

研究结果表明，有近11%的经前综合征患者与饮酒有关；在美国等女性饮酒率较高的国家，年轻女性经前综合征的发病率高达21%。

研究人员称，经前综合征的典型症状包括情绪波动、乳房肿胀、焦虑、食欲增加、易怒、抑郁等。酒精会改变人体类固醇性激素水平，而这些激素是导致经前综合征的主要诱因。

研究人员建议，女性应在排卵期禁酒，尤其是患有经前综合征的女性，减少饮酒是一个非常明智的选择。

❖ 饮酒与女性性功能

酒精是女性性功能的一个危险因素。酒精会破坏女性生理、情感、激素系统的平衡，并从多方面干扰了性的敏感性和享受。研究表明，酒精作为一种镇静剂，能减少人感官的输入，降低女性对触摸的敏感性，最终导致欲望减少、性唤起和性高潮的强度降低。

总之，女性饮酒对身体的伤害比男性更大。全球顶级期刊《柳叶刀》已经证实，即使是少量饮酒，对于身体健康也是不利的，但饮酒是可控的行为因素，通过改变女性朋友的饮酒行为，就可以有效预防乳腺、生殖系统等疾病的发生。

因此，女性同胞应充分认识并了解饮酒行为对健康的危害，戒除不良生活习惯，养成健康生活方式。另外，对于长期饮酒的女性，建议应定期进行体检，特别是已发现乳腺疾病、生殖系统病变的女性或计划怀孕的女性，一定要提高警惕，以防止病变的发生、发展，促进自身及后代健康。

9. 音乐疗法的效果真的那么神奇吗?

自古以来,音乐就是人类的好朋友,或直抒胸臆,或柔肠千转。

《史记·乐书》中记载"故音乐者,所以动荡血脉、通流精神而和正心也",说明了音乐对于生理和心理两方面的作用。

随着临床各种治疗技术逐渐完善,乳腺癌患者的生存期不断延长,我们将面临如何更好地"与癌共存"的问题。而在癌症患者的康复休养期,音乐疗法无疑是一个好方法。音乐疗法通过整合医学、心理学、美学、特殊教育学、物理生物学等多学科,形成了跨越多种学科而应用于临床的一个边缘学科。

❖ 舒缓焦虑/抑郁情绪

苏秋兰等对肿瘤放疗患者采用五行音乐联合免疫疗法,对治疗前后的患者进行焦虑测评,结果提示,五行音乐联合免疫疗法有助于缓解患者焦虑情绪,改善肿瘤患者的生存质量。

刘松江等研究采用自拟中药汤剂乳癌抑郁方配合五行音乐疗法,根据患者具体情况进行辨证选曲并于早晚各播放五行音乐1小时,结果表明,五行音乐联合乳癌抑郁方可缓解乳腺癌患者的抑郁状态。

你知道吗?

中医五行音乐疗法属于音乐治疗范畴,其理论来自阴阳五行学说,即五行的木、火、土、金、水分别对应于五音阶的角、徵、宫、商、羽等,从而把五行、五脏、五音等配属用于音乐治疗实践。

❖ 减轻癌性疼痛

国内外研究表明，音乐治疗可直接或间接缓解癌性疼痛，通过关闭疼痛“闸门”，减轻患者的疼痛程度，有助于缓解疼痛伴随的焦虑感及负面想法。

大量实验和临床报告证实，在手术过程中使用音乐可以使麻醉药的剂量减少一半，在手术后的恢复期可以大大减少镇痛药的用量。

陈晨等对中医五行音乐在中晚期肿瘤患者癌性疼痛及生存质量影响进行临床观察，结果显示，中医五行音乐疗法可显著改善中晚期肿瘤癌性疼痛患者的生存质量，降低其癌性疼痛感，提高其体力水平。

❖ 缓解癌因性疲乏

罗志芹等探讨温灸联合中医五行音乐对癌因性疲乏患者的干预效果，在常规护理的基础上给予温灸联合中医五行音乐，结果表明，温灸联合中医五行音乐可有效缓解癌症患者的疲乏程度，显著提高患者的生活质量。

❖ 减少术后并发症

周元林等探讨五行音乐疗法在肝气郁结型乳癌病患者术后功能锻炼中的作用，研究表明，配合五行音乐疗法进行术后功能锻炼，可缩短患者住院时间、减少医疗费用和提高患者满意度。

❖ 提高机体免疫力

李媛等研究认为，音乐可通过激活人体免疫功能的活力，促进改善免疫功能及免疫效力，从而提高自身的抗病能力，其对提高人体免疫功能的作用是多元性的。

❖ 改善睡眠质量

音乐疗法可有效改善睡眠质量，缓解与失眠相关的焦虑和消极情绪，40%～50%的成年人可通过听音乐来改善睡眠质量。相较于普通音乐，中医五行音乐疗法在改善患者生活质量、缓解疲劳、提高睡眠质量方面效果更好，甚至可以实现患者人性与自然的融合。

❖ 促进回归社交

社会信息和社会交往方面的不足会严重影响人的心理健康。乳腺癌患者经过长期住院治疗等状况，会存在不同程度的人际交往功能障碍。

音乐是一种社会性的非语言交流的艺术形式，音乐活动本身就是一种社会交往活动。音乐治疗师通过组织各种音乐活动，如合唱、乐器合奏、舞蹈等，为患者提供安全愉快的人际交往环境，让其逐渐恢复和保持自己的社会交往能力。

患者可以在音乐活动中学习和提高人际能力、语言能力，形成正确的社会技能和良好的自我行为控制能力，与他人合作的能力，并提高自信心和自我评价。

当前音乐治疗已被广泛运用到康复临床实践中，它能有效缓解患者的疼痛，在对调节情志、减轻症状困扰、提高免疫功能方面都有一定的临床效果，可改善肿瘤化疗患者、晚期肿瘤患者的生活质量，其中对调节癌症患者情志，减轻焦虑、抑郁方面的效果明显。

需要特别提醒的是，音乐疗法作为一种补充治疗方法，并不能替代手术和药物等常规治疗方式。同时，我们还要知道，音乐治疗不是想当然听几首歌或听几首音乐就能治病，而是完全个性化的治疗，并且音乐疗法的实施者需要具有音乐治疗师资质的人或医生、护士、科研人员进行治疗。

10. 认识正念冥想

生了病，我们不仅要忍受病痛的折磨，更要忍受心灵的不安。特别是乳腺癌患者，由于对疾病预后的不确定、术后自我形象紊乱等，都会引起焦躁、恐惧、抑郁等负性情绪的产生，不利于疾病康复。研究表明，正念冥想有助于癌症患者调节情绪，促进身心恢复。

❖ 什么是正念冥想？

目前把正念冥想定义为一组个体把注意集中在一个中心上而不对其进行任何判断为核心的一种冥想训练方法。

冥想主要通过指导患者放松身体，采用坐姿或仰卧，闭上双眼，想象自身置于美好的画面中，想象向往的美好景象。患者在此过程中会出现安定祥和、愉悦轻松的样子。

❖ 正念冥想对乳腺癌术后患者的作用

正念冥想在国内外被广泛应用于癌症患者，如乳腺癌、肺癌、结直肠癌患者等的辅助治疗中，用以缓解癌症患者的身心痛苦，改善临床症状，提高患者的生活质量。

改善癌因性疲乏

在乳腺癌患者的众多不良症状中，癌因性疲乏是最严重的，并且这种疲乏症状会持续到诊断之后10年之久。一项随机对照研究显示，采用正念冥想疗法组的乳腺癌患者，疲劳程度较常规护理组有明显降低。

促进心理健康

研究显示，正念训练可以帮助患者建立正念思想，让患者重新认识自我，树立战胜疾病的信心，促进心理健康。正念减压能有效调节乳腺癌患者的知觉压力，减轻其焦虑和抑郁程度。

减少应激源的刺激

应激是刺激导致的非特异性生理、心理反应的总和。乳腺癌术后患者心理较为脆弱，手术创伤、麻醉、疼痛等生理因素和家庭社会等心理因素均有可能成为影响患者恢复的应激源，当患者处于应激状态时则会导致细胞的免疫功能下降，有可能会促进术后癌细胞的扩散，对于患者的恢复造成了很大的阻碍。

而正念冥想通过放松训练，将患者的注意力集中于一处，诱导其想象美好的事物，使其对于外界的事物有着清楚的觉察，却保持着客观中立的态度，对于这些不做任何主观的判断和评价，充分地发挥情绪调节作用，以平和的心态对待自己所遭受的，有效减少应激对患者的刺激，减轻患者内心的焦虑。

提高治疗依从性

有专家等对首次接受全身辅助内分泌治疗的乳腺癌患者的正念水平进行对比分析，发现高正念水平患者的治疗依从性高于低正念水平患者，这也提示在治疗照护过程中，应注重提升癌症患者的正念水平，这将有助于提高患者治疗依从性，进而改善患者的健康结局。

国外一项研究发现，相较于标准化护理，正念减压疗法能显著改善经历过手术治疗或放化疗乳腺癌患者的情感障碍，包括焦虑、抑郁、愤怒、疲劳、困惑等，带来生理、社会、情绪功能的舒适，减轻心理痛苦。

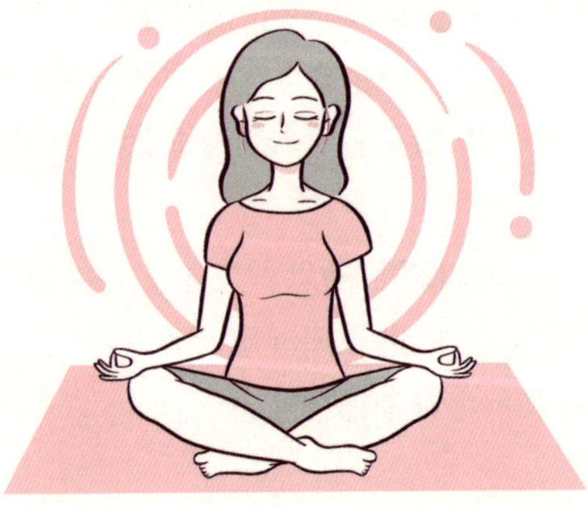

增强术后化疗的效果

运用正念冥想知识对乳腺癌术后患者进行心理干预，能够鼓励、引导患者向周围人表达内心的想法，转变其思维方式，使她在治疗过程中始终保持一个较为愉悦积极的心态，更加乐观地对待生活中的一切，提高患者对于化疗过程中出现的不良反应的耐受性及患者的生活质量，从而增强术后化疗效果。

促进患者的整体恢复

研究表明，正念冥想在维护和调节身心健康中起重要的作用，可明显增强身心健康。正念冥想应用在乳腺癌术后患者的身上，有助于减少患者对疼痛、疾病预后、家庭社会境况的关注，将更多的注意力转移到疾病的康复和患侧肢体的功能锻炼上，积极配合医生的康复计划，减少内心的负面情绪，使得患者获得最大程度上的恢复。

同时做正念冥想的患者的家属，在见到患者病程所显示的良好的进展，也能够产生正性的情绪、减少了焦虑，两者的情绪相互影响，更能促进患者的整体恢复。

总的来说，正念冥想作为一种系统的心理治疗方法，能调节患者的负性情绪，提高免疫力，有效地促进乳腺癌患者的心理和生理健康。同时，正念冥想联合临床乳腺癌术后患者康复方案，能够增强患者术后康复的效果，提高患者术后的生活质量，从而能够更好地帮助患者早日康复。

11. 避孕药对乳腺有影响吗?

女性如何在漫长的时间里安全避孕,是维护自身健康必不可少的措施。

近年来,避孕药因具有高效、安全、方便的特点,在日常生活中的使用日益广泛,成为防止意外怀孕最常见的措施之一,也被多数女性当作保健品长期服用,用于缓解痛经或“避月经期”。

有传闻说,如果长期服用避孕药,得乳腺癌的概率会提高?事实真是这样吗?

❖ 避孕药与乳腺癌的关系

乳腺癌是女性常见的恶性肿瘤,其中激素与乳腺癌的发生有着密切关系。

避孕药主要是由雌激素和孕激素组成,长效避孕药和紧急避孕药通过控制排卵周期达到避孕的目的。避孕药会扰乱身体正常激素水平(改变体内的一种或两种激素水平),起到缓解疼痛的作用,但不能达到治疗痛经的目的。同时也会影响子宫内膜的增生导致月经周期紊乱,出现不来月经的现象。

小贴士

如果乳腺长期暴露于雌、孕激素周期性交替变化的环境作用,可导致发生乳腺癌概率增高;避孕药的长期服用还可引起雌激素代谢平衡失调,引发乳腺癌。因此,建议女性朋友不要盲目购买避孕药服用,要谨慎对待,必须使用时,需在专业医生的指导下进行。

❖ 这些人群，不宜使用避孕药

月经稀少者禁服避孕药，不然可能会使月经进一步减少。

哺乳期女性避孕药可抑制乳汁分泌，并可经乳汁分泌而影响新生儿的发育。因此，哺乳期女性不能使用。

妇科肿瘤患者，如妇科肿瘤、乳房疾病，大多为激素依赖的疾病，服用含有雌、孕激素的避孕药可加重病情，应禁用。

❖ 乳腺癌患者该如何避孕？

在乳腺癌术后，由于身体虚弱、内分泌暂时失调、药物等影响确实会出现性欲下降，但随着术后康复，性生活也完全可以恢复。

正常、适度、和谐的性生活，不但可以加深夫妻感情，使患者身心愉悦，还能提高身体的免疫功能，对乳腺癌患者的康复有益。

目前也没有任何证据表明，在内分泌治疗期间及治疗后，性生活会对肿瘤的复发和转移造成影响。

需要提醒的是，在治疗期间要注意避孕。妊娠时身体的内分泌常会改变，雌激素、肾上腺素皮质激素、催乳素等激素的水平会成倍提高，这些激素与乳腺癌的发病有密切的关系，会刺激肿瘤生长更快。因此，乳腺癌患者在治疗期间不宜怀孕。

乳腺癌患者不建议服用避孕药，因为避孕药中的雌、孕激素对乳腺癌的治疗有不利影响。鼓励使用工具避孕（避孕套）或置入宫内节育器等。

最后，奉劝所有女性同胞，虽然避孕药效果很好，但长期服用对于身体的危害还是比较大，特别容易引起一些严重的妇科疾病和乳腺疾病。所以建议女性朋友在生活中一定要保护好自己，少服用避孕药，且在不同年龄阶段要选择适合的、正确有效的避孕措施，减少药物并发症和意外妊娠的发生概率。

12. 乳腺癌患者如何挑选护肤品？

爱美是女人的天性，乳腺癌患者也不例外。有研究表明，使用美容护肤品能有效改善乳腺癌患者的自我形象，能够帮助患者从阴霾中走出来，提高患者积极应对癌症的水平，有利于癌症的治疗和康复。

但有很多患者反映，自打得了乳腺癌，就对美容产品慎之又慎，生怕一不小心买了含有某些有害成分的产品，悲剧式地诱发了乳腺癌的复发转移。

患者有此顾虑，其实是因为某些美容产品含有激素或其他不安全成分，在选用时一定要尽量避开它们。

❖ 美容产品中常含哪些有害成分？

激素

国家明文规定化妆品禁止添加激素成分，但有些不法商家会为了使产品达到祛痘、祛斑、美白、除皱等效果，往往会违禁添加激素（如雌激素、糖皮质激素）到化妆品中。虽然用含激素的化妆品后能使得皮肤短时间内转好，但是会使消费者对激素类美容护肤品产生依赖，同时还会导致体内激素水平升高，诱发或加重乳腺癌。

对羟基苯甲酸酯

对羟基苯甲酸酯又称尼泊金酯，是一种广泛使用的防腐剂。有研究表明，对羟基苯甲酸酯在体内能够模拟雌激素，导致各种癌症尤其是乳腺癌。护肤品中低浓度的对羟基苯甲酸酯可对乳腺细胞造成DNA损伤，促进乳腺癌的发生、发展。因此，乳腺癌高危人群和雌激素受体阳性的患者，不建议使用含有此类成分的护肤品。

重金属

铅、铝、砷、汞、铜等重金属是化妆品成分中禁用的化学物质，会对人体健康造成危害，甚至致畸、致癌。由于这些重金属具有强烈的“美白”功效，所以在化妆品中往往会检测到，特别是三无产品中重金属含量很高。

氢醌

氢醌又名对苯二酚，常常被添加至美白精华中。研究显示，长期大量使用含有氢醌的护肤品，可能导致局部皮肤色素减退过度，出现局部白斑。另外，氢醌是一种皮肤强致敏物，还可能存在一定的致癌风险。

甲醛

甲醛多用于爽肤水、水分面膜等产品，能起到防腐和消毒的效果。气味浓烈，会对眼睛黏膜及上呼吸道造成不同程度的刺激。长期接触甲醛类产品可能对皮肤造成过敏，具有致癌的可能。

甲醇

甲醇一般用于护肤品、香水及喷发胶中，有毒。甲醇可直接作用于中枢神经系统，会麻痹神经，导致脑水肿。严重时可影响视神经和视网膜，引起视神经萎缩，甚至致盲。

二羟基乙胺

二羟基乙胺多在面霜、面膜、精华素这些化妆品中出现，它会透过我们的皮肤，长期使用会引起体内雌激素的分泌异常，增加了发生乳腺癌的风险。

双酚A

双酚A又称双酚基丙烷，其化学结构与雌激素类似，它会导致不孕不育。还有研究显示，双酚A会诱发乳腺癌细胞增殖，也可能降低某些化疗方案的有效性。

其他

氯酚在化妆品中用作防腐剂，会导致痤疮、肝损伤和癌症；苯甲酮会被添加到唇膏和指甲油等产品中，研究表明，苯甲酮会导致癌症和不孕不育。

❖ 乳腺癌患者如何挑选美容护肤品?

建议要在正规渠道购买有品质保证、国家认证检验合格、温和无刺激的美容化妆品,尤其是适用于婴幼儿和孕妇的相对更安全,也可以选择有些医院自制的产品。

至于网络社交平台上逐渐热卖的DIY护肤品,我们没办法辨别里面所含的成分,谨慎起见,尽量不要使用,如若使用,建议去专门的检测机构进行检测。

患者应认真阅读美容护肤品的成分表,注意查看其中是否含有上文讲的那些有害成分。

看看护肤品标榜的功效,如果含有"速效""强力""美白"等字眼,那么需要确认一下是否存在有害成分添加超标的情况。

当然了,如果没必要化妆那就不化了,这才是对皮肤最好的保护。此外,尽量减少带妆时间,长期带妆对皮肤的伤害是较大的,尽量一回到家就及时卸妆,要注意彻底卸妆并用温水反复清洗。

小贴士

一般可选择以玻尿酸、透明质酸钠、神经酰胺、泛醇等成分为主的护肤品,保湿效果更好且安全性高。对于因治疗导致皮肤发炎、瘙痒的患者,推荐含有神经酰胺的护肤品,有很好的止痒、保湿作用。

参考文献

[1] 王颀.农村妇女乳腺癌筛查培训教材[M].2版.北京:人民卫生出版社,2022.

[2] 中国抗癌协会乳腺癌专业委员会.中国乳腺癌筛查与早期诊断指南[J].中国癌症杂志,2022,32(4):363-372.

[3] 卢静华.该怎么呵护你,我的乳房[M].北京:人民卫生出版社,2019.
[4] 国家肿瘤质控中心乳腺癌专家委员会,北京乳腺病防治学会健康管理专业委员会.中国乳腺癌随诊随访与健康管理指南(2022版)[J].中华肿瘤杂志,2022,44(1):1-28.
[5] 中国营养学会.中国居民膳食指南科学研究报告(2021)[EB/OL].(2021-02-24)[2021-04-06]. https://www.cnsoc.org/learnnews/422120203.html.
[6] 韩雨轩,傅枭男,丁社教,等.肠道菌群与肿瘤的防治[J].医学与哲学(B),2015,36(6):56-58,77.
[7] 陈孝平,汪建平,赵继宗.外科学[M].9版.北京:人民卫生出版社,2018.
[8] 赫捷,陈万青,李霓,等.中国女性乳腺癌筛查与早诊早治指南(2021,北京)[J].中华肿瘤杂志,2021,43(4):1357-382.
[9] 刘淑珍,马骁骏,杨丽君,等.酒精摄入与女性乳腺癌发病风险的荟萃分析[J].现代预防医学,2018,45(20):3707-3711.
[10] 赵立梅,晏秋雨,刘璇,等.社区中老年女性饮酒行为与肥胖和乳腺疾病的相关性研究[J].中国慢性病预防与控制,2019,27(6):401-406.
[11] 陈静,李萍.吸烟、饮酒、锻炼对育龄女性性功能的影响[J].中国当代医药,2018,25(23):175-178.
[12] 王索娅.音乐治疗的基本概念[J].中国听力语言康复科学杂志,2020,18(4):318-320.
[13] 张静,徐明霞,徐秀云,等.正念减压疗法应用于乳腺癌患者的研究进展[J].解放军护理杂志,2019,36(10):56-59.
[14] 韩云峰,吴波,王嘉淇.口服避孕药与乳腺癌关系的Meta-analysis[J].齐齐哈尔医学院学报,2006(6):703-704.
[15] 张青月,李莹,吴婷,等.化妆美容在乳腺癌化疗患者中的应用效果[J].中国护理管理,2020,20(4):588-592.
[16] 林忠洋,马万里,齐迹,等.对羟基苯甲酸酯类防腐剂的人体暴露[J].化学进展,2015,27(5):614-622.
[17] 王蕾.乳腺癌患者健康行为及健康行为改变的临床调查研究[D].广州:广州中医药大学,2015.
[18] 刘也.基于月经状况及其影响因素的女性乳腺癌早期预防策略研究[D].衡阳:南华大学,2017.

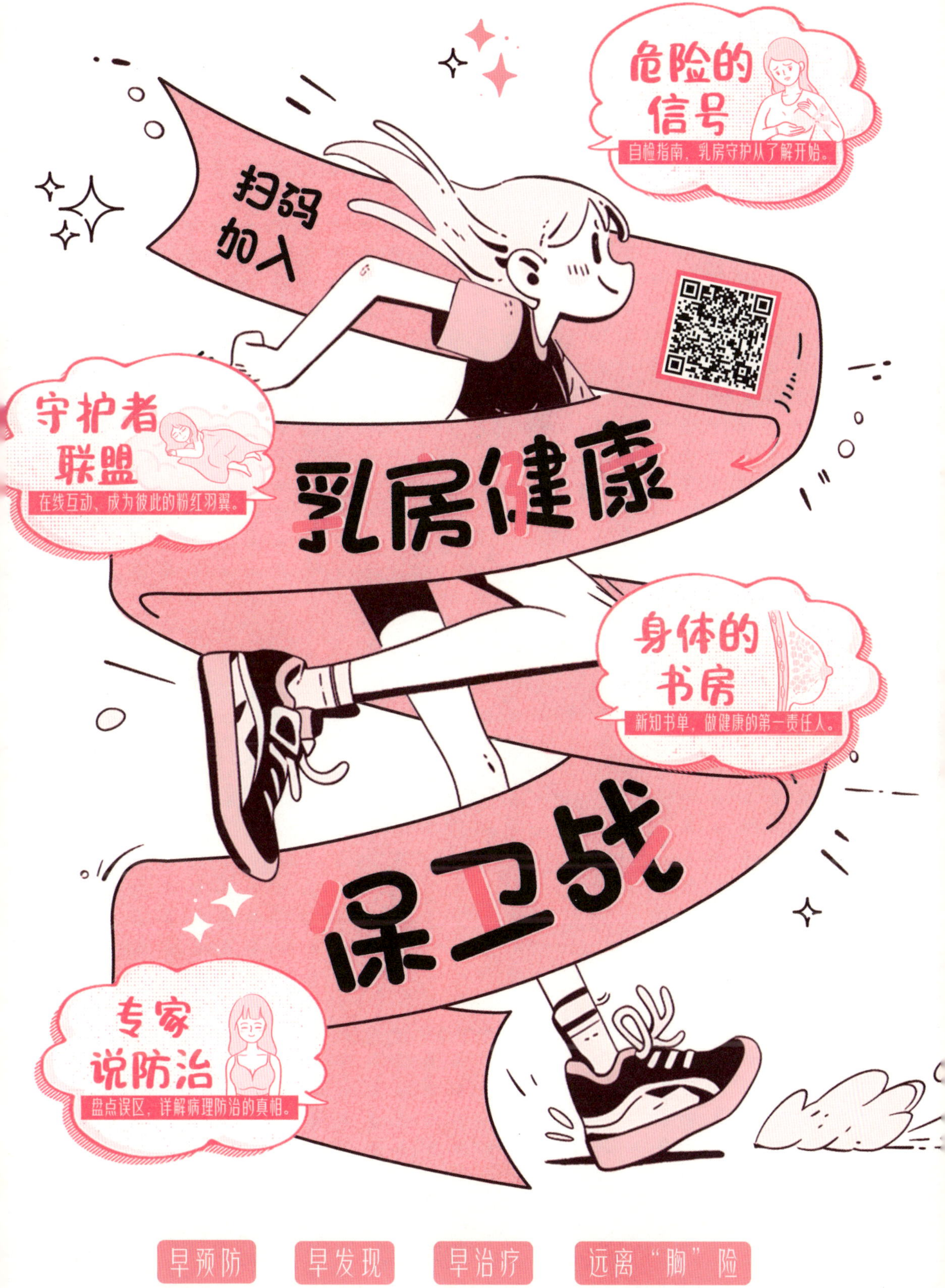

危险的信号
自检指南，乳房守护从了解开始。
扫码加入
守护者联盟
在线互动，成为彼此的粉红羽翼。
乳房健康
身体的书房
新知书单，做健康的第一责任人。
保卫战
专家说防治
盘点误区，详解病理防治的真相。
早预防
早发现
早治疗
远离“胸”险